护理常用技能与护理管理

主编 相淑芳 张 宏 纪素娥 宋培芹 盛春娟

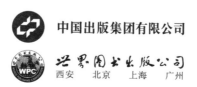

中国出版集团有限公司

世界图书出版公司
西安 北京 上海 广州

图书在版编目（CIP）数据

护理常用技能与护理管理/相淑芳等主编.—西安：
世界图书出版西安有限公司，2023.11
ISBN 978-7-5232-0976-9

Ⅰ.①护… Ⅱ.①相… Ⅲ.①护理学 Ⅳ.①R47

中国国家版本馆CIP数据核字（2024）第002564号

书　　名	**护理常用技能与护理管理**	
	HULI CHANGYONG JINENG YU HULI GUANLI	
主　　编	相淑芳　张　宏　纪素娥　宋培芹　盛春娟	
责任编辑	张　丹	
装帧设计	济南睿诚文化发展有限公司	
出版发行	**世界图书出版西安有限公司**	
地　　址	西安市雁塔区曲江新区汇新路355号	
邮　　编	710061	
电　　话	029-87214941　029-87233647（市场营销部）	
	029-87234767（总编室）	
经　　销	全国各地新华书店	
印　　刷	山东麦德森文化传媒有限公司	
开　　本	787mm×1092mm　1/16	
印　　张	11	
字　　数	215千字	
版次印次	2023年11月第1版　2023年11月第1次印刷	
国际书号	ISBN 978-7-5232-0976-9	
定　　价	128.00元	

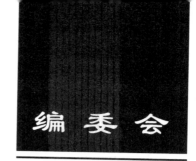

编委会

主　编

相淑芳（滨州市人民医院）

张　　宏（枣庄市立医院）

纪素娥（菏泽市第六人民医院）

宋培芹（梁山县人民医院）

盛春娟（邹城市郭里镇卫生院）

副主编

王　　莹（聊城市东昌府区妇幼保健院）

刘晓菲（菏泽市立医院）

张会会（菏泽市立医院）

乔春辉（山东省菏泽市成武县残联医院）

侯　　锐（夏津县人民医院）

王训文（湖北医药学院附属襄阳市第一人民医院）

前　言

　　护理学是医学科学领域中一门自然科学和社会科学相结合的、独立的综合性应用学科，是研究护理现象及其发生、发展规律的学科。医学的快速发展、医改的不断深化，以及人民群众多样化、多层次的健康服务需求，都对护理工作人员的服务能力和临床护理实践提出了更高的要求，向护理工作的服务内涵和外延发起了更大的挑战。因此，护理工作人员必须不断学习、交流临床护理经验，熟悉并掌握新的护理学进展，才能跟上护理学发展的步伐，更好地为患者服务，为人类健康保健提供可靠的保障。

　　为了在广大护理工作人员中普及和更新基础护理学的知识，进一步满足护理相关专业人员的临床需要，帮助广大临床护理工作人员在工作中更好地认识、了解相关疾病的护理措施，正确进行护理诊断和提供相应的护理措施，并最终提高临床常见疾病和多发疾病的治愈率，我们邀请国内著名专家、教授精心编写了《护理常用技能与护理管理》一书，希望对护理工作人员、护理教育人员有所帮助。

　　本书全面系统地讲解了临床各科室常见病、多发病的护理。在编写体例上，本书改革了传统的理论部分与技术操作部分分开编写的模式，仅简单介绍了各种疾病的病因、发病机制、临床表现、辅助检查、鉴别诊断等知识，着重讲解了临床常见病、多发病的一般护理常规、具体护理措施等与临床实际紧密结合的内容。全书资料翔实、结构合理，内容简明扼要、重点突出，注重科学性和实用性的统一，并尽可能将国内外护理学的新进展、新技能、新成果提供给读者，力求让护理工作人员及基层医务人员在临床工作中可以通过查阅本书解决实际问题。

　　在本书编写中,各位专家不辞辛苦、夜以继日,查阅了大量文献资料,并结合多年教学和临床护理实践经验,梳理本书内容,完善编写思路,反复讨论修改,最终完成了编写任务。由于编写时间仓促,难免有疏漏、不当甚或重复之处,望读者惠予指正,不胜感谢。

《护理常用技能与护理管理》编委会

2023 年 6 月

目 录

第一章

护理管理

第一节 医院护理组织管理

一、医院护理管理体系

二级和二级以上的医院应设护理部,实行院长(或副院长)领导下的护理部主任负责制。三级医院实行护理部主任科-护士长-护士长三级管理;二级医院实行总护士长-护士长二级管理。医院应当通过公开竞聘,选拔符合条件的护理人员从事各级护理管理工作。

三级护理管理组织结构:300张病床以上有条件的三级医院设专职护理副院长,可兼任护理部主任,另设副主任1~2名,可设干事1名;500张病床以上的三级医院设护理部主任1名,副主任1~3名,病区、门急诊、手术部根据工作任务及范围可设科护士长及护士长。

二级护理管理组织结构:二级医院设总护士长1名,可设干事1名。病房、门急诊、手术部、消毒供应中心设护士长。

护理部根据护理活动的要求设置相关委员会,如护理质量持续改进委员会(即质量管理组,包括门急诊组、病房组、危重症组、手术部组、消毒供应中心组、专科护理小组等)、教学及继续医学教育委员会、安全管理委员会、科研委员会等。各委员会要根据其工作特点制定职责范围、工作内容、工作程序以及考核标准等。

二、护理部管理职能

护理管理职能是实现管理目标的重要保证,是通过护理管理者运用管理职能对管理对象施加影响和进行控制的过程。

（一）计划职能

计划是护理管理职能中最基本的职能，是管理的重要环节。计划能使决策具体化，使管理者在工作前有充分的准备。计划要通过科学的预测、权衡客观需要和主观可能，针对未来一段时间内要达到的目标和有待解决的问题去进行组织安排，制定实施方案，合理使用人力、财力、物力和时间，确保目标的完成和问题的解决。

（二）组织职能

组织是实施管理的手段，是为了实现目标，对人们的活动进行合理的分工和组合、合理的配备和使用资源。在管理中必须通过组织管理对管理中的各要素和人们在管理中的相互关系进行合理、有效的组织，才能保证计划的落实和目标的实现。组织工作主要有以下内容。

（1）按照目标要求合理地建立组织机构和人员配备。

（2）按照业务性质进行分工，确定各部门的职责范围。

（3）确定各级管理人员的职责和权力。

（4）为了保证目标实施和工作顺利进行，须制定有效的规章制度，包括考核、晋升、奖惩等制度。

（5）建立信息沟通渠道，及时反馈各部门的信息。

（6）对各级护理人员进行培训。

（三）领导职能

领导是一个对组织（或群体）内的部门或个人的行为施加影响，以引导实现组织目标的过程。领导的本质是处理人际关系，通过沟通联络等方式影响组织或群体中的每一个成员，促使大家统一认识，使他们自觉地和有信心地为实现组织目标而努力奋斗。领导者要为下属提供发挥自身潜能的机会，协调好组织成员的个人需要与组织效率之间的关系。

（四）控制职能

控制是对实现计划目标的各种活动及规定的标准进行检查、监督和调节。即发现偏差时及时采取有效的纠正措施，使工作按原定计划进行。各种活动是由各要素有机地组成并且有着极为复杂的内部联系和外部联系，尽管在制订计划时尽可能地做到全面、细致、周密的考虑，制定出切实可行的方案，但在管理过程中还会出现预料不到的情况，同时各种活动要素及其相互间也会存在一些事先预测不到的变异。因此，在计划实施的过程中，一旦发生偏差就需要通过控制职能进行调节,必要时可调整计划,确保目标的实现。控制的基本步骤如下。

1.确定标准

标准是衡量成效的依据,是体现各项工作计划方案的预期效果和达标依据。

2.衡量成效

将实际情况与预期目标相比较,通过检查获取大量信息,以了解计划执行的进度和目标实施过程中的偏差。

3.纠正偏差

偏差是指实际工作状态与目标标准的离度。纠正偏差主要是对已经或可能发生的偏差及时采取纠正和防范措施,如调整计划、修改指标、更换人员或改变措施等方法,以保证目标的实现。

第二节　护理质量管理

一、护理质量管理原则

护理质量管理是指按照护理质量形成的过程和规律,对构成护理质量的各要素进行计划、组织、协调和控制,以保证护理服务达到规定的标准,满足和超越服务对象需要的活动过程。护理质量管理就是要管理好护理质量的每一个环节,并遵循 PDCA 持续改进原则,最终形成一套质量管理体系和技术方法,推动临床护理向着更加科学、规范、专业的方向发展。

(一)护理质量管理的理论基础

追溯美国医疗机构质量管理,历经"质量控制""质量保证""质量促进"3 个阶段。美国学者 Donabedian 1969 年提出以"结构-过程-结果"模式为理论框架的三维质量结构模式,该模式也在 20 世纪 80 年代和 90 年代初期成为各国建立护理质量标准与评价的主要理论基础。

1.护理结构

护理结构包括护理部门的组织结构、管理层级、管理制度、护理人力配置、护理人员素质、护理培训、护理作业标准、护理技术手册及仪器设备等,要检查并评价这些结构是否符合标准。

2.护理过程

护理过程指护理人员执行护理工作时是否依标准执行、护理过程中有无监测机制，以确保护理措施的执行是否达到可接受的水平、对未达理想的护理过程是否进行分析，找出与标准不一致的问题，依持续改进的步骤进行改善。

3.护理结果

护理的最终目标是促进患者恢复健康状态或减轻痛苦、降低焦虑，包括患者现存或潜在的健康问题。护理结果的评价也包括患者疼痛减轻、健康护理知识提升、自我护理技能提升、减轻焦虑状态、患者对护理的满意度以及对与健康有关的行为改变。

(二)护理质量管理的原则

1.以患者为中心原则

患者是医院赖以生存和发展的基础，是医院存在的前提和决策的基础。因此，临床护理工作必须以患者为中心，为其提供基础和专业的护理服务，正确实施各项治疗和护理措施，为患者提供健康指导，并保证患者安全，把满足患者需求甚至超越患者期望作为质量管理的出发点。

2.预防为主的原则

预防为主就是质量管理要从根本抓起。首先，必须从护理质量的基础条件也就是结构层面进行控制，把好质量输入关，不合质量要求的人员不聘用，不合质量要求的仪器设备、药品材料不使用，未经质量教育培训的人员不上岗。其次是在过程层面把好每一个环节的质量关，预见可能会出现的问题，防患于未然。

3.系统管理原则

医院是一个系统，由不同的部门和诸多过程组成，它们是相互关联、相互影响的。理解医院体系内各过程和诸要素之间的相互关系及在实现组织目标过程中各自的作用和责任，并尽力关注关键过程，提高组织的协调性和有效性。只有将护理质量管理体系作为一个大系统，对组成管理体系中的各个要素加以识别、理解和管理，才能实现护理质量管理的目标要求。

4.标准化原则

质量标准化是护理质量管理的基础工作，只有建立健全质量管理制度才能使各级护理人员有章可循。护理质量标准化包括建立各项规章制度、各级人员岗位职责、各种操作规程以及各类工作质量标准等。在质量活动中，只有遵循各项标准，才能使管理科学化、规范化，这也是结构面管理的范畴。

5.数据化管理原则

一切让数据说话是现代质量管理的要求。通过完善的数据统计的数据分析体系,进行明确计量、科学分析并记录。管理者做决策时要求"以数据说话",因为这样可以避免主观臆断。护理结构、过程、结果质量均可量化为护理质量指标,再用具体数据来表达,用于反映真正的护理质量。从指标的特征来看,构建和应用指标开展管理工作,给管理者提供了一个落实数据化管理的切入点。

6.全员参与原则

组织内的各级人员都是组织之本,只有所有成员都充分参与到目标的实现过程中,才能充分发挥他们的价值,为组织带来效益。各级护理人员都是组织的一分子,只有他们积极参与并充分发挥其潜能,才能为组织带来收益。为了有效激发全体护理人员参与质量管理的积极性,护理管理者必须重视人的作用,应重视培训,增强质量意识,引导他们自觉参与护理质量管理,充分发挥其主观能动性和创造性,不断提高护理质量。

7.持续改进原则

持续改进是指在现有水平不断提高服务质量、过程及管理体系有效性和效率的循环活动,是全面质量管理的精髓和核心。持续改进没有终点,只有不断进取、不断创新,在原有质量基础上不断定位更高标准,才能使护理质量始终处在一个良好的循环轨道。

8.实事求是原则

质量管理应从客观实际出发,确保数据和信息的精确性和可靠性,并使用正确的方法分析数据,使做出的决策是在基于充分的数据和事实分析的基础上,减少决策不当和避免决策失误。因此,护理质量管理要求管理者对护理服务过程进行监控和测量,从得到的数据和信息中分析患者要求的符合性以及护理服务过程的进展情况和变化趋势,增强对各种意见、决定的评审和改变的能力。

9.双赢原则

以企业管理为例,一个组织难以做到从原材料开始加工直至形成最终产品,而往往是由好几个组织一起协作完成。同理,护理只有与医疗、医技、后勤等部门在"双赢"的基础上共同合作,才能为患者提供更好的服务。另外还要考虑成本效益,在满足患者需求的前提下,不应盲目追求高质量,而应根据患者的需求为其提供适度质量的医疗服务。在对医疗质量进行评价时,不仅要求其技术上具备科学性和先进性,而且要求其经济上也是合理的。

二、护理质量管理内容

科学质量管理须以目标为导向,以数据为依据。护理部应强化质量改进意识,建立护理质量管理组织,制定护理质量目标、完善护理质量标准、进行相关人员培训、落实过程质量监管并及时评价效果进行持续改进。在质量管理过程中还应充分调动临床护士积极性,主动参与质量管理过程,使全员参与、持续改进。

(一)建立护理质量管理组织

护理部应下设护理持续质量改进委员会(质量管理组),人员构成合理,由护理院长、护理部主任、科护士长、病房护士长及护理骨干等组成,形成持续质量改进网络结构,对全院护理质量进行全员、全过程监控。委员会组长必须由护理部主任担任并参加护理质量检查,以便掌握全院护理质量动态、改进工作。护理质量持续改进委员会可根据实际情况下设护理质量监控委员会、护理质量标准修订委员会、护理质量保证委员会,并从病房管理、护理文件书写、护理安全、护理技术操作等方面设立相应的小组。

(二)制定护理质量目标

护理质量目标是护理质量管理工作的核心,应以书面形式体现。护理质量目标应与医院质量方针、目标一致。质量目标必须满足以下要求:①切实可行;②在规定时间内可以达到;③可测量或可定性;④目标之间按优先次序排列,不可以相互矛盾;⑤护理管理者应该随时根据政策、法规和竞争环境等方面的变化修订其质量目标。各管理部门可对总体目标进行分解,并且量化成具体的指标进行衡量,让各个组织成员的工作能够有的放矢。

(三)完善护理质量标准

护理质量标准包括与护理工作相关的执行标准、流程、制度、规范等。护理质量标准是进行质量管理和规范护理人员行为的依据,是保证护理工作正常运行和提高护理质量水平的重要手段。护理活动过程的各个环节若没有科学的质量标准,没有标准化的质量管理,护理工作将不能连续而有秩序地进行。

1.制定护理质量标准的原则

(1)可衡量性原则:没有数据就没有质量的概念,因此在制定护理质量标准时,要尽量用数据来表达,对一些定性标准也尽量将其转化为可计量的指标。

(2)科学性原则:制定护理质量标准不仅要符合法律法规和规章制度要求,而且要能够满足患者的需要,有利于规范护士行为、提高护理质量和医院管理水平,有利于护理人才队伍的培养,促进护理学科的发展。

（3）先进性原则：因为护理工作对象是患者,任何疏忽、失误或处理不当,都会给患者造成不良影响或严重后果。因此,要总结国内外护理工作正反两方面经验和教训,在充分循证的基础上,按照质量标准形成的规律制定标准。

（4）实用性原则：从客观实际出发,掌握医院目前护理质量水平与国内外护理质量水平的差距,根据现有人员、技术、设备、物资、时间、任务等条件,定出质量标准和具体指标,制定标准时应基于事实,略高于事实,即标准应是经过努力才能达到的。

（5）严肃性和相对稳定性原则：在制定各项质量标准时要有科学的依据和群众基础,一经审定,必须严肃认真地执行,凡强制性、指令性标准应真正成为质量管理法规,其他规范性标准,也应发挥其规范指导作用。因此,需要保持各项标准的相对稳定性,不可随意更改。

2.制订护理质量标准的方法和过程

制定护理标准的方法和过程可以分为 3 个步骤。

（1）调查研究,收集资料：调查内容包括国内外有关标准资料、标准化对象的历史和现状、相关方面的研究成果,实践经验和技术数据的统计资料和有关方面的意见和要求等。调查方法要实行收集资料与现场考查相结合,典型调查与普查相结合,本单位与外单位相结合。调查工作完成后,要认真地分析、归纳和总结。

（2）拟定标准并进行验证：在调查研究的基础上,对各种资料、数据进行统计分析和全面综合研究,编写关于标准的初稿。初稿完成后发给有关单位、个人征求意见,组织讨论、修改,形成文件,再通过试验验证,以保证标准的质量。

（3）审定、公布、实行：对拟定的标准进行审批,须根据不同标准的类别经有关机构审查通过后公布,在一定范围内实行。

在明确的目标指引下,有了完善的质量标准作为基础,质量管理组应围绕目标,以标准为依据建立质量管理相关指标,也就是将目标"具体化"的过程,不仅可以帮助管理者确定哪些是核心的行动步骤,还可以在管理者评估行动有效性时,让指标成为管理者判断的标尺。管理者通过指标值的优劣可以直观判断行动有没有偏离目标。

（四）进行护理质量培训

质量培训是质量管理一项重要工作,是为提高护理人员的质量意识,传授质量管理的思想、理论、方法和手段等科学知识,获得保证服务质量的技能,而对不同年资、不同专业背景的护士进行专业能力的培训,对护理质量管理组成员进行质量管理方法和技术的培训等。通过培训可以提高全体护理人员的质量参与意识,使护理人员认识到自身在提高护理质量中的责任和价值,唤起他们自觉参与质量管理的积极性、主动性和创造性,从而提高整体护理质量,满足患者对护理服务的要求。质量培训的方法可依据培训对象、培训内容而定,可采用集中理论培训、远程视频会议、观摩交流、现场指导等多种形式增强培训效果。

(五)实施全面质量管理

全面质量管理即把单位质量管理看成一个完整系统,对影响护理质量的各要素、各过程进行全面的监控,保证护理工作按标准的流程和规范进行,及时发现可能存在的隐患,并采取纠正措施。涉及范围包括护理人员素质、护理技术管理、专科护理质量、护理服务质量、环境质量、各项护理指标的管理、设备管理、护理信息管理等。

(六)进行护理质量评价

护理质量评价是验证护理质量管理效果的必要手段。护理质量管理组应设专人负责质量评价。根据评价时间和内容分为定期评价和不定期评价,定期评价又分为综合性全面评价和专题对口评价两种,前者按月度、季度或半年、一年进行,由护理部统计组织全面检查评价,但要注意掌握重点单位、重点问题。后者则根据每个时期的薄弱环节,组织对某个专题项目进行检查评价,时间根据任务内容而定,由质量管理人员按质量标准定期检查。不定期评价主要是各级护理管理人员、质量管理人员深入实际随时按护理质量标准要求进行检查。根据评价主体不同分为医院外部评价、上级评价、同级评价、自我评价和服务对象评价,多维度的评价更能客观、全面衡量质量管理的效果。

随着护理专业和循证医学快速发展,在落实质量管理的过程中,应充分使用现代质量管理工具,依托循证证据支持,推动证据向实践转化,用更多证据、更多改善、更多实践推动护理质量向更高水平发展。

三、护理质量管理方法

随着护理专业的不断发展,护理质量管理也逐步引入一些现代化、企业化管理模式,形成了很多成熟、规范、实用的管理方法。科学、适宜的管理方法不仅可以提高管理效率,还可以为质量管理积累经验和数据,为未来管理向信息化发展提供支持,现列举几种常用质量管理方法。

(一)PDCA 循环管理

PDCA 循环又称戴明环,是美国质量管理专家戴明博士提出来的,由计划(Plan)、实施(Do)、检查(Check)、处理(Action)4 个阶段组成。它是全面质量管理所应遵循的科学管理工作程序,反映质量管理的客观规律,可以使管理人员的思想方法和工作步骤更加条理化、系统化、科学化。PDCA 包括的阶段和步骤。

1.计划阶段

计划阶段包括制定质量方针、目标、措施和管理项目等计划活动。这一阶段包括 4 个步骤。

(1)分析质量现状,找出存在的质量问题,并对问题进行归类、整理。

(2)分析产生质量问题的原因或影响因素,对上一个步骤列出的问题,进行详细分析,找出各种问题存在的原因以及影响护理质量的主要因素和次要因素。

(3)找出影响质量的主要因素,根据工作任务,结合具体实际情况,对各种资料及问题进行分类,确定本次循环的质量管理目标。

(4)针对影响质量的主要原因研究对策,制定相应的管理或技术措施,提出改进行动计划,并预测实际效果。计划要详尽、指标要具体、责任要明确、奖惩要分明。

2.实施阶段

按照预定的质量计划、目标、措施及分工要求付诸实际行动。按照要求将工作落实到各个部门和人员,按时、按量、按质地完成任务。

3.检查阶段

根据计划要求把执行结果与预定的目标对比,检查拟定计划目标的执行情况。在检查阶段,应对每一项阶段性实施结果进行全面检查、衡量和考查所取得的效果,注意发现新的问题,总结成功的经验,找出失败的教训,并分析原因,以指导下一阶段的工作。

4.处置阶段

此阶段是对检查结果进行分析、评价和总结。具体分为两个步骤进行:首先把成果和经验纳入有关标准和规范之中,巩固已取得的成绩,进行总结和记录,失败的教训也要总结防止不良结果再次发生;然后把没有解决的质量问题或新发现的质量问题转入下一个 PDCA 循环,为制订下一轮计划提供资料。

(二)品管圈

品管圈是由同一现场工作人员或工作性质相近的人员,自下而上发起,利用团队成员主动自发的精神,并运用简单有效的品管方法与理念,对临床工作存在的问题进行持续改善。

1. 品管圈主要步骤

品管圈活动步骤分为组圈、选定主题、现状分析、目标设定、对策拟定、对策实施、效果确认、标准化等步骤。

(1)组圈:品管圈一般由同部门、同场所的人员组成圈,一个圈以 5~10 人为宜。除圈长、圈员以外,还应有专业人员或管理人员做辅导员,指导小组解决困惑的问题。圈长除组织会议、开展活动以外,还应总体把控活动进度,使活动按照计划有序进行。

(2)选定主题:选择主题时应从迫切性、可行性、重要性、效益性几方面考虑,并依据医院目标管理的方向、方针或指引等综合而定。目标值应有客观数据做考量,包含动词、名词、衡量指标 3 个元素,通过活动效果评价能够判断问题是否改善。

(3)现状分析:应组织圈员到现场对现物做现实观察,充分掌握现行工作内容,并对问题发生的相关原因进行解析,即对产生原因进行充分讨论、解析透彻,深入追查真因,找出关键所在。

(4)目标设定:目标必须要数据化,目标的设定与现况值、改善重点与圈能力有关。一般计算公式为目标值=现况值-(现况值×改善重点×圈能力)。如目标值未达到时,也要在本次活动结束时说明原因,也可作为下一周期圈活动的改善依据。

(5)对策拟定与实施:结合真因提出可能的解决方案,全体圈员依据可行性、经济性、圈能力对所有对策进行评分,确定最终采纳的对策。对策拟定后,须获得上级领导核准后方可执行。

(6)效果确认:对策实施后,应进行效果确认。效果分为有形效果和无形效果。有形效果包括目标达成情况、直观的经济效益、流程改造等,无形效果包括团队的协作能力、圈员的个人能力提升,科室文化氛围形成等,最终形成的标准流程、作业规范等可以标准化推行。

2. 品管圈注意事项

(1)品管圈提倡团队全员参与和自由发言,圈长应该以轻松愉快的管理方式,使护理人员主动自发地参与管理活动,开会时尊重不同意见,通过指名发言或反问等方式引导全体圈员发表自己的见解。

(2)开展品管圈时应正确、合理使用查检表、柏拉图、甘特图等质量管理工具,提高工作效率,并使改善过程更加科学、可信。此过程可充分使用品管工具,如现况分析时使用流程图列出与主题相关的作业流程,用查检表进行现场观察记录,用柏拉图归纳本次主题的重点,用鱼骨图分析问题相关的原因等。

(3)品管圈是以数据为基础的临床质量改善活动,因此收集的数据要充分、客观,能反映变化的程度,在数据整理、收集、分析过程中,也要采用正确的数据处理方法,保证数据的准确性。

(4)品管圈需要改进的问题往往不是护理一个专业能够独立完成的,应结合不同主题活动,与相关科室工作人员共同协作,通过专业合作共同推进临床质量改进。

四、护理质量指标管理及应用

科学、合理、可测的护理质量指标是有效评价护理质量的主要工具。在向管理目标前进的过程中,管理者通过指标监测,可以及时了解前行的方向是否与目标保持一致。管理者完成了既定工作任务后,可以通过指标值的变化程度和方向来评价目标的达成情况。统一的医院护理质量指标不仅可以帮助判断护理质量的优劣,更重要的是可以帮助鉴别护理工作中存在的差距和问题,从而有的放矢地加以改进,推动护理质量的不断提高。

受到时间和精力的限制,每个管理者能够关注的内容都是有限的。为此,管理人员可在众多指标中首要抓住"敏感指标"进行管理。每当管理目标或管理结果发生微弱的变化,管理者都会在某个指标的指标值上看到明显的反应,这个指标便是"敏感性指标"。敏感质量指标分为共通指标和专科指标。前者是全院都要监测的指标,如护患比、压疮、跌倒、医院感染等;后者可依照医院单位或专业科别划分,包括监护室、门诊、急诊、产房、骨科、手术室等指标。

(一)护理质量敏感指标特点

敏感性指标的作用就是让管理人员通过指标数据的变化了解到了整个管理面上的异动,达到见微知著、以点带面的效果。护理质量敏感指标筛选和制定主要从以下几个特点进行判断:①客观性,即指标的筛选和制定应从临床实际出发;②特异性,即指标能反映护理活动的重要方面;③灵敏性,即指标能反映护理活动的实际质量;④可操作性,即指标在实际运用中应易于测量和观察;⑤简易性和层次性,即指标结构简单明了,量化方法简单,各级指标间体现概括与解释的关系,同层次指标相互独立又相互依存。

(二)护理质量管理敏感性指标的筛选原则

敏感指标筛选首先要突出护理工作特点,否则难以筛选出对护理工作特异性高、有指导意义的指标;其次要突出质量管理的要求;再次要突出少而精的特点,即能够为护理质量管理带来"以点及面"的效果。为了达到指标管理同质化,每个指标都应该明确定义、计算公式、意义、采集方法等,只有采用相同方法和途径采集的数据才能做后期同质化比较和分析。

第三节 护理安全管理

一、护理风险管理与护理安全管理

医疗护理风险是一种职业风险,即从事医疗护理服务职业,具有一定的发生频率并由该职业者承受的风险。风险包括经济风险、政治风险、法律风险、人身风险。因此,现代医院管理者必须对风险因素进行安全管理及有效控制。

(一)护理风险管理与护理安全管理

1.护理风险与护理安全的概念

护理风险指患者在医疗护理过程中,由于风险因素直接或间接影响导致可能发生的一切不安全事件。除具有一般风险的特征外,尚具有风险水平高、风险客观性、不确定性、复杂性及风险后果严重等特征。

护理安全是服务质量的首要特征,是指在医疗服务过程中,既要保证患者的人身安全不因医疗护理失误或过失而受到危害,又要避免因发生事故和医源性纠纷而造成医院及当事人承受风险。

护理风险是与护理安全相并存的概念,二者是因果关系,即在医疗护理风险较低的情况下,医疗护理安全就会得到有效的保障。因此,护理管理者首先要提高护理人员护理风险意识,才能确保护理安全。

2.护理风险管理与护理安全管理的概念

(1)护理风险管理是指对患者、医护人员、医疗护理技术、药物、环境、设备、制度、程序等不安全因素进行管理的活动。即采用护理风险管理程序的方法,有组织、有系统地消除或减少护理风险事件的发生及风险对患者和医院的危害及经济损失,以保障患者和医护人员的安全。

(2)护理安全管理是指为保证患者身心健康,对各种不安全因素进行有效控制。通过护理安全管理可以提高护理人员安全保护意识,最大限度地降低不良事件的发生率,是护理质量管理中的重要组成部分。

因此,安全管理强调的是减少事故及消除事故,而风险管理是为了最大限度地降低由于各种风险因素而造成的风险损失,其管理理念是提高护理风险防范意识,预防风险的发生。风险管理不仅包含了预测和预防不安全事件的发生,而且还延伸到保险、投资甚至政治风险等领域,以此达到保证患者及医护人员的人身安全。由于护理风险管理与安全管理的着重点不同,也就决定了它们控制方法的差异。

3.护理风险管理的理念

护理风险管理的理念即将发生不良事件后的消极管理变为事件发生前的前馈控制。瑞士奶酪模式已经用于临床风险的管控,其理论也被称为"累积行为效应"。该理论认为在一个组织中,事件的发生有 4 个层面(4 片奶酪)的因素,包括组织的影响、不安全监管、不安全行为先兆、不安全的操作行为。每一片奶酪代表一层防御体系,每片奶酪上的孔洞代表防御体系中存在的漏洞和缺陷。这些孔的位置和大小都在不断变化,当每片奶酪上的孔排列在一条直线上时,风险就会穿过所有防御屏障上的孔,导致风险事件的发生。如果每个层面的防御屏障对其漏洞互相拦截,系统就不会因为单一的不安全行为导致风险事件的发生。因此,加强护理风险防范和管理则需要不断强化护理人员的风险防范意识,加强过程质量中各环节质量监管,人人强化质量第一、预防为主、及时发现安全问题,通过事前控制将可能发生的风险事件进行预警,防止不良事件的发生,保证患者安全。

(二)护理风险管理程序

护理风险管理程序是指对患者、工作人员、探视者等可能产生伤害的潜在风险进行识别、评估,采取正确行动的过程。

1.护理风险的识别

护理风险的识别是对潜在的和客观存在的各种护理风险进行系统的、连续的识别和归类,并分析产生护理风险事件原因的过程。常用的护理风险识别方法有以下几种。

(1)鼓励护理人员、护士长及时上报风险事件,掌握可能发生风险事件的信息,以利于进一步监控全院风险事件的动态,制定回避风险的措施,以杜绝类似事件的发生。

(2)通过常年积累的资料及数据分析掌握控制风险的规律,使管理者能抓住管理重点,如各类风险事件过程质量中的高发部门、高发时间、高发人群等,针对薄弱环节加强质量控制,规避风险事件。

(3)应用工作流程图,包括综合流程图及高风险部分的详细流程图,了解总体的医疗护理风险分布情况,全面综合地分析各个环节的风险,以预测临床风险。

(4)采用调查法,通过设计专用调查表调查重点人员,以掌握可能发生风险事件的信息。

2.护理风险的评估

护理风险的评估是在风险识别的基础上进行的。评估的重点是识别可能导致不良事件的潜在危险因素。即在明确可能出现的风险后,对风险发生的可能性及造成损失的严重性进行评估,对护理风险进行定量、定性地分析和描述并对风险危险程度进行排序,确定危险等级,为采取相应风险预防管理对策提供依据。

3.护理风险的控制

护理风险控制是护理风险管理的核心,是针对经过风险的识别衡量和评估之后的风险问题所应采取的相应措施,主要包括风险预防及风险处置两方面内容。

(1)风险预防:在风险识别和评估基础上,对风险事件出现前采取的防范措施,如长期进行风险教育、加强新护士规范化培训、举办医疗纠纷及医疗事故防范专题讲座等,强化护理人员的职业道德、风险意识及法律意识,进一步增强护理人员的责任感,加强护理风险监控。

(2)风险处置:包括风险滞留和风险转移两种方式。①风险滞留:是将风险损伤的承担责任保留在医院内部,由医院自身承担风险。②风险转移:是将风险责任转移给其他机构,最常见的风险控制方式如购买医疗风险保险,将风险转移至保险公司,达到对医护人员自身利益的保护。

4.护理风险的监测

护理风险的监测是对风险管理手段的效益性和适用性进行分析、检查、评估和修正。如通过调查问卷、护理质控检查、理论考试等方法获得的数据进行分析和总结,评价风险控制方案是否最佳,所达效果如何,以完善内控建设,进一步提高风险处理的能力并为下一个风险循环管理周期提供依据。

二、护理安全文化与护理行为风险管理

(一)安全文化概念

1.安全文化

早在 1986 年,国际原子能机构的国际和安全咨询组首次提出"安全文化",即实现安全的目标必须将安全文化渗透到所要进行的一切活动中,进一步树立了安全管理的新理念。

安全文化即借助一种文化氛围,将"以人为本"的理念渗透在安全管理的过程中,通过潜移默化的教育、影响塑造良好的安全素质,营造一种充满人性,互为尊重、关爱的人文氛围,使之形成一种安全高效的工作环境,以建立起安全可靠的保障体系。

2.护理安全文化

护理人员在护理实践中通过长期的安全文化教育和培养,进一步强化其质量意识、责任意识、法规意识、风险意识,并通过潜移默化的渗透使外在教育与影响,自觉渗透到内心之中,变为内在信念,形成能够约束个人思想和行为,凝聚其道德规范、价值观念为准则的精神因素的总和,以此激发护士内在的潜能,将安全第一、预防为主的理念转化为自觉的行为,使其从"要我做"变为"我要做"的自律行为,保障护理安全。

(二)安全文化和安全法规在规范护理行为中的作用

2003 年,Singer 等提出:安全文化可以理解为将希波格拉底的格言"无损于患者为先"整合到组织的每一个单元,注入每一个操作规程之中,就是将安全提升到最优先地位的一种行为。

安全行为的建立可受多种因素影响,包括内因及外因的作用,其中安全文化和安全法规、规章对安全行为的影响最为重要。

1.安全文化对安全行为的影响

安全文化是无形的制度,它是依赖于内在的约束机制,发挥作用的自律制度。因此,安全文化有助于员工建立并形成自觉的安全行为准则、安全目标及安全价值观,使护理人员在护理实践中,逐步认识到自己对社会所承担的责任,并将个人的价值观和维护生命与健康重任统一起来,建立关爱患者、关爱生命的情感及良好的慎独修养,以高度的敬业精神不断完善自我行为,更好地履行安全法规、规范、操作规程,规避风险的发生。

2.安全法规规章对安全行为的影响

安全法规规章均为由国家制定并强制实施的行为规范,护理制度、护理常规均是在长期的护理实践中总结的客观规律,是指导护理行为的准则。两者均为有型的、并依赖外在约束发挥作用的他律制度,使其逐步形成护理人员所遵循的工作规范,因此具有强制性的管理作用。

安全行为的产生既要依赖于安全、法规、规章、制度,又要依赖于安全文化,两者之间是互补的关系。因为任何有形的安全制度都无法深入到护理过程的细枝末节中,也无法完全调动护理人员的安全创造力,因此,安全文化只有与安全法规相结合,才能达到规范安全护理行为的效果。

3.营造非惩罚的安全文化

构建安全文化首先需要护理管理者更新观念,积极倡导安全文化,建立不良事件自愿报告系统。安全文化的重要标志之一是针对"系统＋无惩罚环境",调动护理人员积极性,主动报告不良事件,并不受惩罚,畅通护理缺陷的上报系统,使被动的事后分析模式转变为主动汇报潜在隐患,有利于尽早发现不安全因素,调动护理人员主动参与护理安全管理,从根源上分析原因,并对系统加以改进,使护理人员从发生事件中得到启示,以有效预防护理风险的发生。

(三)护理行为风险的防范措施

(1)建立健全风险管理组织,使其风险管理活动有系统、有计划、有目的、有程序,以此形成长效、稳固的风险管理体系,保证临床护理工作的有效监管及控制护理风险的发生。

(2)护理管理者应根据行业标准要求,制定并及时修订相关的工作制度、操作规范、操作流程及各项护理风险预案,抓好安全管理的环节,并在其预案制定的基础上,进一步完善事件发生后的应急处理措施,使护理风险降至最低水平。

(3)各级护理管理人员应加强质量改进意识,在牢固树立"预防为主、强化一线、持续改进"等原则的基础上,充分运用现代护理安全管理工具和方法,针对临床质量问题建立院内护理质量评价体系,以此发现问题,聚焦重点,把握要因,落实对策,促进临床护理质量的持续改进。

(4)合理配置护理人力资源,使护理人员数量与临床实际工作相匹配,并根据护士资质、专业水平、工作经历等,合理构建人员梯队,使护理人员最大限度地发挥专长,进一步增强责任心和竞争意识,减少和避免护理行为不安全因素的发生。

(5)加强护理专业技术培训和继续医学教育,护理管理者需要有计划、有目的的结合专业需求,组织护士业务学习,选送护理骨干参加专科护士培训或外出进修,不断更新知识,以适应护理学科的发展。

(6)护理人员在工作中,要建立良好的护患关系,加强与患者的沟通,及时将可能发生的风险因素告知患者及家属,并在进行特殊治疗、检查、高风险的护理操作时,要认真履行告知义务,征得患者及家属的同意,并执行知情同意的签字手续,以将职业风险化解到最低限度。

(7)构建安全文化,将安全文化视为一种管理思路,运用到护理管理工作中,使安全文化的理念不断渗透在护理行为中,培养和影响护理人员的安全管理的态度及信念,并使护理人员能够从法规的高度认识职业的责任、权利和义务,规范安全护理行为,以建立安全的保障体系。

三、患者安全目标管理规范

随着医疗领域高科技设备在临床的广泛应用和药品更新的不断加快,医疗过程中的不安全因素日益凸显出来。患者安全和医疗护理过程中潜在的风险已成为世界各国医院质量管理关注的焦点。因此,患者安全目标的制定对于进一步加强医疗安全管理、强化患者安全意识是至关重要的。

(一)严格执行查对制度,正确识别患者身份

患者身份确认是指医护人员在医疗护理活动中,通过严格执行查对制度对患者的身份进行核实,使所执行的诊疗活动过程准确无误,保证每一位患者的安全。

(1)对门诊就诊和住院患者执行唯一标识(医保卡、新型农村合作医疗卡编号、身份证、病案号等)管理,制定准确确认患者身份的制度和规程,并在全院范围内统一实施。

(2)建立使用腕带作为识别标识的制度,作为操作前、用药前、输血前等诊疗活动时识别患者的一种有效手段。①住院患者应佩戴腕带,特别是对手术部、重症监护病房(ICU、CCU、SICU、RICU)、急诊抢救室、新生儿科/室、意识不清、抢救、输血、不同语言、交流障碍及无自主能力的重症患者使用腕带识别患者身份。②腕带标识清楚,须注明患者姓名、性别、出生年月日、病案号等信息,有条件的医院建议使用带有可扫描自动识别的条码腕带识别患者身份。对于传染病、药物过敏、精神病等特殊患者,应有明显的识别标识(腕带、床头卡等)。③腕带佩戴前护士应根据病历填写腕带信息,双人核对后逐一与患者或其家属进行再次核对,确认无误后方可佩戴。若腕带损坏或丢失时,仍需要双人按以上方法核对

后立即补戴。④患者佩戴腕带应松紧适宜，保持皮肤完整、无损伤，手部血供良好。⑤患者出院时，须将腕带取下。

（3）职能部门应落实其督导职能并有记录。

（二）强化手术安全核查、手术风险评估制度及工作流程

（1）多部门共同合作制订与执行"手术部位识别标识制度""手术安全核查"与"手术风险评估制度"以及其工作流程。

（2）择期手术患者在完成各项术前检查、病情和风险评估以及履行知情同意手续后方可下达手术医嘱。

（3）手术医师应在术前对患者手术部位进行体表标识，并主动请患者参与认定，避免错误手术的发生。

（4）接患者时将手术患者确认单与病历核对，确认后，手术室工作人员、病房护士与手术患者或家属共同核对患者信息、手术部位及标识三方核对无误并签字，确认手术所需物品及药品均已备妥，方可接患者。

（5）认真执行安全核查制度，手术医师、麻醉医师、手术室护士应共同合作实施三步安全核查流程，并进行三方确认签字。

第一步：麻醉实施前，由麻醉医师主持，三方根据手术安全核查单的内容，依次核对患者身份（姓名、性别、年龄、病案号）、手术方式、知情同意情况、手术部位与标识、麻醉安全检查、皮肤是否完整、术野皮肤准备、静脉通道建立情况、患者过敏史、抗菌药物皮试结果、术前备血情况、假体、体内植入物、影像学资料等内容。局部麻醉患者由手术医师、巡回护士和手术患者共同核对。

第二步：手术开始前，由手术医师主持，三方共同核查患者身份（姓名、性别、年龄）、手术方式、手术部位与标识，并确认风险预警等内容。手术物品准备情况的核查由手术室护士执行，并向手术医师和麻醉医师报告。

准备切开皮肤前，手术医师、麻醉医师、巡回护士共同遵照"手术风险评估"制度规定的流程，实施再次核对患者身份、手术部位、手术名称等内容，根据手术切口清洁程度、麻醉分级、手术持续时间判定手术风险分级并正确记录。

第三步：患者离开手术室前，由巡回护士主持，三方共同核查患者身份（姓名、性别、年龄）、实际手术方式，术中用药、输血的核查，清点手术用物，确认手术标本，检查皮肤完整性、动静脉通路、引流管，确认患者去向等内容。

（6）手术安全核查项目填写完整。

(三)加强有效沟通程序,完善制度,正确、及时传递关键信息

1.建立规范化信息沟通程序,加强医疗环节交接制度

它包括医疗护理交接班、患者转诊转运交接、跨专业团队协作等。

2.规范医嘱开具、审核、执行与监管程序及处理流程

(1)正确执行医嘱:①在通常诊疗活动中医护人员之间应进行有效沟通,做到正确执行医嘱。对有疑问的医嘱护士应及时向医师查询,严防盲目执行,除抢救外不得使用口头或电话通知医嘱。②只有在对危重症患者紧急抢救的特殊情况下,对医师下达的口头医嘱护士应复诵,经医师确认后方可执行,并在执行时实施双人核对,操作后保留安瓿,经二人核对后方可弃去。抢救结束后督促医师即刻据实补记医嘱。③开具医嘱后,护士必须分别将医嘱打印或转抄至各类长期医嘱治疗单或执行单上,并由两人核对无误后在医嘱执行单上双人签名。④医嘱执行后,执行护士在医嘱执行单上的执行栏内注明执行时间并签名。

(2)患者"危急值"处理:护士在接获信息系统、电话或口头通知的患者"危急值"或其他重要的检验/检查结果时,必须规范、完整、准确地记录患者识别信息、检验结果/检查结果和报告者的信息(如姓名与电话),进行复述确认无误后及时向主管医师或值班医师报告,并做好记录。

3.严格执行护理查对制度

(1)严格执行服药、注射、输液查对制度:①执行药物治疗医嘱时要进行三查八对,即操作前、中、后分别核对床号、姓名、药名、剂量、浓度、有效期、时间、用法。②清点药品时和使用药品前,要检查药品质量、标签、有效期和批号,如不符合要求不得使用。③给药前注意询问有无过敏史;使用麻、精、限、剧药时要经过反复核对;静脉给药要注意有无变质,瓶口有无松动、裂缝,给予多种药物时,要注意配伍禁忌。④摆药后必须经二人分次核对无误方可执行。

(2)严格执行输血查对制度:要求在取血时、输血前、输血时必须经双人核对无误,方可输入。输血时须注意观察,保证安全。

(3)严格执行医嘱查对制度:①开医嘱、处方或进行治疗时,应查对患者姓名、性别、床号、病案号。②医嘱下达后,办公室护士按要求处理并做到班班查对和签字。③对有疑问的医嘱必须与医师进行核实,确认无误后方可执行。④在紧急抢救的情况下,对医师下达的口头医嘱护士应清晰复诵,经医师确认后方可执行,并在执行时实施双人核对,操作后保留安瓿,经二人核对后方可弃去。抢救结束后督促医师即刻据实补记医嘱。⑤整理医嘱单后,须经第二人查对。⑥办公室护士及夜班护士每天各查对一次医嘱。⑦护士长每天查对,每周组织

大查对。⑧建立医嘱查对登记本,办公室护士、夜班护士每天查对医嘱、护士长每周查对医嘱后应在登记本上记录医嘱核实情况并注明查对时间及查对者双签名。

(四)减少医院感染的风险

(1)严格执行手卫生规范,落实医院感染控制的基本要求。①按照手卫生规范正确配置有效、便捷的手卫生设备和设施,为执行手部卫生提供必需的保障与有效的监管措施。②医护人员在临床诊疗活动中,应严格遵循手卫生相关要求,尽可能降低医院内医疗相关感染的风险。③对医护人员提供手卫生培训,要求医护人员严格掌握手卫生指征,提高手卫生的依从性,正确执行七步洗手法,确保临床操作的安全性。

(2)医护人员在无菌操作过程中,应严格遵循无菌操作规范,确保临床操作的安全性。

(3)各临床科室应使用在有效期内的、合格的无菌医疗器械(器具、耗材)。

(4)有创操作的环境消毒,应当遵循医院感染控制的基本要求。

(5)各部门的医疗废物处理应当遵循医院感染控制的基本要求。

(五)提高用药安全

1.严格执行药品管理制度

(1)认真执行诊疗区药品管理规范。

(2)认真执行特殊药品管理制度、规范。①高浓度电解质(如超过0.9%的氯化钠溶液)、氯化钾溶液、磷化钾溶液、肌肉松弛剂、细胞毒化疗药等特殊药品必须单独存放,禁止与其他药品混合存放,且有醒目标识。②有麻醉药品、精神药品、放射性药品、医疗用毒性药品及药品类易制毒化学品等特殊药品的存放区域、标识和贮存方法的相关规定。③对包装相似、听似、看似药品,一品多规或多剂型药物的存放有明晰的"警示标识",并且临床人员应具备识别能力。④药学部门应定期提供药物识别技能的培训与警示信息,规范药品名称与缩写标准。

2.严格执行服药、注射、输液安全用药原则

(1)转抄和执行医嘱均应严格执行核对程序,由转抄者或执行者签名。

(2)严格执行三查八对制度,保证患者身份识别的准确性。

(3)执行医嘱给药前认真评估患者病情,如发现患者不宜使用该药物时,应告知医师停止医嘱,保证患者安全。

(4)用药前仔细阅读药品说明书,开具与执行注射剂的医嘱时要注意药物的

配伍禁忌,熟悉常用药物用量、给药途径、不良反应、处理方法等。

3.严格执行输液操作规程与安全管理制度

(1)医院应设有集中配置或病区配置的专用设施。

(2)护士应掌握配制药物的相关知识:静脉输液用药要合理按照输液加药顺序,分组摆药,双人核对;静脉输液时不可将两瓶以上液体以串联形式同时输入;评估患者并根据药物作用机制调节静脉输液速度,密切观察用药过程中输液反应,并制定其应急预案。

(3)药师应为医护人员、患者提供合理用药方法及用药不良反应的咨询。

(六)建立临床试验室"危急值"报告制度

危急值即某项危急值检验结果出现时,说明患者可能处于危险状态,此时临床医师如能及时得到检验信息,迅速给予患者有效的治疗措施,即可能抢救患者生命,否则失去最佳的抢救时机。

(1)医院应制定出适合本单位的"危急值"报告制度、流程及项目表。

(2)"危急值"报告应有可靠途径且医技部门(含临床试验室、病理及医学影像科、电生理检查与内镜室、血药浓度监测室等)能为临床提供咨询服务。"危急值"报告重点对象是急诊科、手术室、重症监护病房及普通病房等部门的急危重症患者。

(3)对"危急值"报告的项目实行严格的质量控制,尤其是分析前对标本的质量控制措施,如建立标本采集、储存、运送、交接、处理的规定并认真落实。

(4)"危急值"项目可根据医院实际情况认定,至少应包括有血钙、血钾、血糖、血气分析、白细胞计数、血小板计数、凝血酶原时间、活化部分凝血活酶时间等,因为这些是表示危及生命的检验结果。

(七)防范与减少患者跌倒、坠床、压疮等事件发生

1.防范与减少患者跌倒、坠床等意外事件的发生

(1)有防范患者跌倒、坠床的相关制度,并体现多部门协作。

(2)对住院患者跌倒、坠床风险评估及根据病情、用药变化再评估,并在病历中记录。

(3)主动告知患者跌倒、坠床风险及防范措施并有记录。

(4)医院环境有防止跌倒安全措施,如走廊扶手、卫生间及地面防滑。

(5)对特殊患者,如儿童、老年人、孕妇、行动不便者和残疾患者等,主动告知跌倒、坠床危险,采取适当措施防止跌倒、坠床等意外,如警示标识、语言提醒、搀

扶或请人帮助、床栏等。

（6）建立并执行患者跌倒、坠床报告与伤情认定制度和程序。

2.防范与减少患者压疮发生

（1）建立压疮风险评估与报告制度和程序。

（2）认真实施有效的压疮防范制度与措施。

（3）制定压疮诊疗与护理规范实施措施,并对发生压疮案例有分析及改进措施。

（4）护理部建立对上报压疮的追踪、评估及评价系统。

（八）加强全员急救培训,保障安全救治

（1）建立全员急救技能培训机制,确定必备急救技能项目,并有相关组织培训机构。

（2）对过敏性休克、火灾、地震、溺水、中暑、电梯事故、气管异物、中毒等进行应急培训和演练,对相关人员进行高级生命支持的培训。

（3）医院建立院内抢救车及药品规范管理制度,在规定的地点部署并实施统一的管理。

（4）定期对员工急救技能及应急能力进行考评,建立考评标准及反馈机制。

（5）加强员工急救时自身防护意识及自身救护能力评估,保障员工安全。

四、医疗事故的管理

（一）医疗事故分级

医疗事故是指医疗机构及其医护人员在医疗活动中,违反医疗卫生管理法律、行政法规、部门规章制度和诊疗护理规范、常规或发生过失造成患者人身损害的事故。根据对患者人身造成的损害程度,医疗事故分为四级。

（1）一级医疗事故:造成患者死亡、重度残疾者。

（2）二级医疗事故:造成患者中度残疾,器官组织损伤导致严重功能障碍者。

（3）三级医疗事故:造成患者轻度残疾,器官组织损伤导致一般功能障碍者。

（4）四级医疗事故:造成患者明显人身损害的其他后果者。

（二）医疗事故中医疗过失行为责任程度的标准

它是由专家鉴定组综合分析医疗过失行为在导致医疗事故损害后果中的作用,患者原有疾病状况等因素,判定医疗过失行为的责任程度。医疗事故中医疗过失行为责任程度分为以下几方面。

1.完全责任

完全责任指医疗事故损害后果完全由医疗过失行为造成。

2.主要责任

主要责任指医疗事故损害后果主要由医疗过失行为造成,其他因素起次要作用。

3.次要责任

次要责任指医疗事故损害后果绝大部分由其他因素造成,医疗过失行为起次要作用。

4.轻微责任

轻微责任指医疗事故损害后果绝大部分由其他因素造成,医疗过失行为起轻微作用。

(三)医疗纠纷

患者或其他家属亲友对医疗服务的过程、内容、结果、收费或服务态度不满而发生的争执,或对同一医疗事件医患双方对其原因及后果、处理方式或轻重程度产生分歧发生争议,称为医疗纠纷。

(四)医疗护理事故或纠纷上报及处理规定

随着《条例》的颁布与实施,对医疗事故、纠纷处理已逐渐向法制化、规范化发展,对维护医患双方合法权益,保持社会稳定起到积极的作用。

1.医疗护理事故与纠纷上报程序

(1)在医疗护理活动中,一旦发生或发现医疗事故及可能引起医疗事故或纠纷的医疗过失行为时,当事人或知情人应立即向科室负责人报告;科室负责人应当及时向本院负责医疗服务质量监控部门及护理部报告;护理部接到报告后应立即协同院内主管部门进行调查核实,迅速将有关情况如实向主管院领导汇报。

(2)一旦发生或发现医疗过失行为,医疗机构及医护人员应当立即采取有效抢救措施,避免或减轻对患者身体健康的损害,防止不良后果。

(3)如果发现下列重大医疗护理过失行为,导致患者死亡或可能二级以上医疗事故者、导致3人以上人身损害后果者,医院应将调查及处理情况报告上一级卫生行政部门。

2.医疗护理事故或纠纷处理途径

(1)处理医疗事故与纠纷首要途径是立足于化解矛盾,即经过医患双方交涉,多方联系沟通,进行院内协商解决,避免矛盾激化。

（2）院内协调无效时，可申请由上级机构，即医学会医疗事故技术鉴定专家组进行医疗鉴定或医疗纠纷人民调解机构解决医疗纠纷。

（3）通过法律诉讼程序解决。

3.纠纷病历的管理规定

（1）病历资料的复印或者复制：医院应当由负责医疗服务质量监控的部门负责受理复印或者复制病历资料的申请。应当要求申请人按照下列要求提供有关证明。①申请人为患者本人时，应提供其有效身份证明。②申请人为患者代理人时，应提供患者及其代理人的有效身份证明、申请人与患者代理人关系的法定证明材料。③申请人为死亡患者近亲属时，应当提供患者死亡证明、申请人是死亡患者近亲属的法定证明材料。④申请人为死亡患者近亲属代理人时，应提供患者死亡证明、死亡患者近亲属及其代理人的有效身份证明、死亡患者与其近亲属关系的法定证明材料、申请人与其死亡患者近亲属代理关系的法定证明材料。⑤申请人为保险机构时，应当提供保险合同复印件、承办人员的有效身份证明、患者本人或者其代理人同意的法定证明材料。

（2）紧急封存病历程序：①患者家属提出申请后护理人员应及时向科主任、护士长汇报，同时向医务部门或专职人员汇报。若发生在节假日或夜间应直接通知医院行政值班人员。②在各种证件齐全的情况下，由医院管理人员或科室医护人员、患者家属双方在场的情况下封存病历（可封存复印件）。③封闭的病历由医院负责医疗服务质量监控部门保管，护理人员不可直接将病历交给患者或家属。

（3）封存病历前护士应完善的工作：①完善护理记录，要求护理记录要完整、准确、及时，护理记录内容与医疗记录一致，如患者死亡时间、病情变化时间、疾病诊断等。②检查体温单、医嘱单记录是否完整，医师的口头医嘱是否及时记录。

（4）可复印的病历资料：门（急）诊病历和住院病历中的住院志（入院记录）、体温单、医嘱单、化验单、医学影像检查资料、特殊检查同意书、手术同意书、手术及麻醉记录单、病理报告、护理记录、出院记录。

4.纠纷实物的管理

（1）疑似输液、输血、注射、药物等引起不良后果的，医患双方应共同对现场实物进行封存和启封，封存的现场实物由医院保管；需要检验的，应当由双方共同指定的、依法具有检验资质的机构进行检验；双方无法共同指定时，由卫生行政部门决定。

（2）疑似输血引起不良后果，需要对血液进行封存保管的医院应当通知提供该血液的采供血机构派专人到场。

五、护理不良事件的管理

不良事件是指在诊疗护理活动中，因违反医疗卫生法律、规章和护理规范、常规等造成的任何可能影响患者的诊疗结果、增加患者痛苦和负担并可能引发护理纠纷或事故的事件。医院应积极倡导、鼓励医护人员主动报告不良事件，通过对"错误"的识别能力和防范能力，使医院在质量管理与持续改进活动过程中，提升保障患者安全的能力。

（一）护理不良事件的分级

护理不良事件按照事件的严重程度分为 4 个等级。

（1）Ⅰ级（警讯事件）：非预期的死亡，或是非疾病自然进展过程中造成永久性功能丧失。

（2）Ⅱ级（不良后果事件）：在疾病医疗过程中因诊疗活动而非疾病本身造成的患者机体与功能损害。

（3）Ⅲ级（未造成后果事件）：虽然发生了错误事件，但未给患者机体与功能造成任何损害，或虽有轻微后果但不需任何处理可完全康复。

（4）Ⅳ级（临界错误事件）：由于及时发现，错误事件在对患者实施之前被发现并得到纠正。

（二）护理不良事件的分类

1.药物事件

药物事件即给药过程相关的不良事件，如医嘱开立、配液、输液过程相关的不良事件。

2.输血事件

输血事件即与输血过程相关的不良事件，如自医嘱开立、备血、输血过程相关的不良事件。

3.手术事件

此为在术前、术中、术后过程中的不良事件。

4.医疗处置事件

医疗处置事件与医疗护理措施及治疗处置相关的不良事件。

5.院内非预期心跳、呼吸骤停事件

此为发生在院内，非原疾病病程可预期的心脏呼吸骤停事件。

6.管路事件

任何管路滑脱、自拔、错接、阻塞、未正常开启等事件。

7.跌倒、坠床事件

因意外跌倒、坠床而造成不良事件。

8.组织损伤事件

因手术、卧床等因素而致压疮、烫伤、静脉注射因药物外渗而致组织损伤等不良事件。

9.检查、检验病理标本事件

此为与检查、检验等病理标本等过程相关的不良事件。

10.其他事件

除上述类型以外的导致患者损伤的事件。

(三)护理不良事件报告系统

1.报告护理不良事件的原则

根据所报告事件的种类可分为强制性报告系统和自愿报告系统两种。

(1)强制性报告系统:针对Ⅰ级警讯事件、Ⅱ级不良后果事件(即因不良事件造成患者严重伤害或死亡事件),要求必须遵循主动、及时上报原则,有助于分析事件原因,不良事件。

(2)自愿报告系统:针对Ⅲ级未造成后果事件、Ⅳ级临界错误事件,鼓励自愿报告不良事件,遵循保密、非惩罚、自愿上报原则,充分体现了护理安全质量管理的人性化特点。

2.不良事件自愿报告系统的特点

(1)非惩罚性:报告者不用担心因为报告而受到责备和处罚。

(2)保密性:为患者、报告者和报告科室保密,不将有关上报信息泄露。

(3)独立性:报告系统应独立于任何有权处理报告者和组织的报告部门。

(4)时效性:上报事件应由临床专家及时分析,从而迅速提出改进建议,以为临床反馈准确而有指导价值的信息,有助于借鉴和防范相关事件的发生。

(5)系统性:能够针对系统将上报的不良事件进行深入分析,如对工作流程、管理体系、仪器、人、环境等问题提出改进建议,以避免事件再次发生。

(四)不良事件报告系统途径

1.匿名报告

发生事件的个人或他人通过电话、书面报告等形式报告至相关部门。

2.建立不良信息网络上报系统

通过网络上报系统使不良事件上报更为规范化、系统化,同时简化了上报流程。目前,系统上报护理不良事件主要包括给药事件、管路滑脱、跌倒、坠床、压疮、药物外渗、组织损伤、输血错误、手术核查等,报告内容主要包括事件名称、性质、发生时间、发生部门、涉及人员、事件结果、原因分析、采取对策等,内容简洁,便于上报及汇总分析。

(五)SHEL 模式在不良事件分析中的应用

国外学者认为个体犯错误的背后大多存在某种产生错误的条件和环境,并主要由系统缺陷所造成,并非仅由个人的因素所致。个人仅是一系列环节中最后一道关口,因此采用多角度的临床事件系统分析有助于安全体系的完善。本节仅介绍 SHEL 模式事故分析法。

(1)S(soft)为软件部分:包括医疗、护理人员的业务素质和能力,具体包括医德素质、专业素质、技术素质、身体素质等。

(2)H(hard)为硬件部分:指医疗护理人员工作相关的设备、材料、工具等硬件。

(3)E(environment)为临床环境:是指医疗护理人员工作的环境。

(4)L(litigant)为当事人及他人:从管理者及他人的因素(患者的违医行为等)分析,找出管理者存在的问题。

应用 SHEL 模式对临床护理不良事件分析发现,不良事件容易发生在以人为中心的与硬件、软件、环境等相关作用的界面上。因此,从系统观分析其事件的发生,是由上述因素相互作用的结果,很少由单一因素形成。对于所发生的不良事件,应从管理者及他人因素中进行分析,从而发现管理环节存在的问题及护理质量管理体系的缺陷并加以改善。

第二章

心内科护理

第一节 心律失常

一、疾病概述

(一)概念和特点

心律失常是指心脏冲动频率、节律、起源部位、传导速度或激动次序的异常。按其发生原理可分为冲动形成异常和冲动传导异常两大类。按照心律失常发生时心率的快慢,又可分为快速性与缓慢性心律失常两大类。

心律失常可发生在没有明确心脏病或其他疾病的患者。心律失常的后果取决于其对血流动力学的影响,可从心律失常对心、脑、肾灌注的影响来判断。轻者患者可无症状,一般表现为心悸,但也可出现心绞痛、气短、晕厥等症状。心律失常持续时间不一,有时仅持续数秒、数分,有时可持续数日,如慢性心房颤动。

(二)相关病理生理

正常生理状态下,促成心搏的冲动起源于窦房结,并以一定的顺序传导于心房与心室,使心脏在一定的频率范围内发生有规律的搏动。如果心脏内冲动的形成异常和/或传导异常,使整个心脏或其一部分的活动变为过快、过慢或不规则,或者各部分活动的程序发生紊乱,即形成心律失常。心律失常有多种不同的发生机制,如折返、自律性改变、触发活动和平行收缩等。然而,由于条件限制,目前能直接对人在体内进行心脏研究的仅限于折返机制,临床检查尚不能判断大多数心律失常的电生理机制。产生心律失常的电生理机制主要包括冲动发生异常、冲动传导异常以及触发活动。

（三）主要病因与诱因

1.器质性心脏病

心律失常可见于各种器质性心脏病，其中以冠心病、心肌病、心肌炎和风湿性心脏病为多见，尤其在发生心力衰竭或急性心肌梗死时。

2.非心源性疾病

几乎其他系统疾病均可引发心律失常，常见的有内分泌失调、麻醉、低温、胸腔或心脏手术、中枢神经系统疾病及自主神经功能失调等。

3.酸碱失衡和电解质紊乱

各种酸碱代谢紊乱、钾代谢紊乱可使传导系统或心肌细胞的兴奋性、传导性异常而引起心律失常。

4.理化因素和中毒

电击可直接引起心律失常甚至死亡，中暑、低温也可导致心律失常。某些药物可引起心律失常，其机制各不相同。洋地黄、奎尼丁、氨茶碱等直接作用于心肌；夹竹桃、蟾蜍等可以兴奋迷走神经；拟肾上腺素药、三环类抗抑郁药等通过兴奋交感神经；可溶性钡盐、棉酚、排钾性利尿剂等会引起低钾血症；窒息性毒物则引起缺氧诱发心律失常。

5.其他

发生在健康者的心律失常也不少见，部分病因不明。

（四）临床表现

心律失常的诊断大多数要靠心电图，但相当一部分患者可根据病史和体征做出初步诊断。详细询问发作时的心率快慢，节律是否规整，发作起止与持续时间，发作时是否伴有低血压、昏厥、心绞痛或心力衰竭等表现，及既往发作的诱因、频率和治疗经过，有助于心律失常的诊断，同时要对患者全身情况、既往治疗情况等进行全面的了解。

（五）辅助检查

1.心电图检查

心电图检查是诊断心律失常最重要的一项无创性检查技术。应记录 12 导联心电图，并记录清楚显示 P 波导联的心电图长条以备分析，通常选择 V_1 导联或 Ⅱ 导联。必要时采用动态心电图，连续记录患者24 小时的心电图。

2.运动试验

患者在运动时出现心悸、可做运动试验协助诊断。运动试验诊断心律失常的敏感性不如动态心电图。

3.食管心电图

解剖上左心房后壁毗邻食管,因此,插入食管电极导管并置于心房水平时,能记录到清晰的心房电位,并能进行心房快速起搏或程序电刺激。

4.心腔内电生理检查

心腔内电生理检查是将几根多电极导管经静脉和/或动脉插入,放置在心腔内的不同部位辅以 8～12 通道,甚至以上多导生理仪,同步记录各部位电活动,包括右心房、右心室、希氏束、冠状静脉窦(反映左心房、左心室电活动)。其适应证包括:①窦房结功能测定。②房室与室内传导阻滞。③心动过速。④不明原因的晕厥。

5.三维心脏电生理标测及导航系统

三维心脏电生理标测及导航系统(三维标测系统)是近年来出现的新的标测技术。它能够减少 X 线曝光时间,提高消融成功率,加深对心律失常机制的理解。

(六)窦性心律失常治疗原则

(1)若患者无心动过缓有关的症状,不必治疗,仅定期随诊观察。对于有症状的病态窦房结综合征患者,应接受起搏器治疗。

(2)心动过缓-心动过速综合征患者发作心动过速,单独应用抗心律失常药物治疗可能加重心动过缓。应用起搏治疗后,患者仍有心动过速发作,可同时应用抗心律失常药物。

(七)房性心律失常治疗原则

1.房性期前收缩

无需治疗。当有明显症状或因房性期前收缩触发室上行心动过速时,应给予治疗。治疗药物包括:普罗帕酮、莫雷西嗪或 β 受体拮抗剂。

2.房性心动过速

(1)积极寻找病因,针对病因治疗。

(2)抗凝治疗。

(3)控制心室率。

(4)转复窦性心律。

3.心房扑动

(1)药物治疗:减慢心室率的药物包括 β 受体拮抗剂、钙通道阻滞剂(维拉帕米、地尔硫䓬)或洋地黄制剂(地高辛、毛花苷 C)。转复心房扑动的药物包括 ⅠA

(如奎尼丁)或ⅠC(如普罗帕酮)类抗心律失常药,如心房扑动患者合并冠心病、充血性心力衰竭等时,不用ⅠA或ⅠC类药物,应选用胺碘酮。

(2)非药物治疗:直流电复律是终止心房扑动最有效的方法。其次,食管调搏也是转复心房扑动的有效方法。射频消融可根治心房扑动。

(3)抗凝治疗:持续性心房扑动的患者,发生血栓栓塞的风险明显增高,应给予抗凝治疗。

4.心房颤动

应积极寻找心房颤动的原发疾病和诱发因素,进行相应的处理。

治疗包括:①抗凝治疗;②转复并维持窦性心律;③控制心室率。

(八)房室交界区性心律失常治疗原则

1.房室交界区性期前收缩

通常无需治疗。

2.房室交界区性逸搏与心律

一般无需治疗,必要时可进行起搏治疗。

3.非阵发性房室交界区性心动过速

主要针对病因治疗。洋地黄中毒引起者可停用洋地黄,给予钾盐、利多卡因或β受体拮抗剂治疗。

4.与房室交界区相关的折返性心动过速

急性发作期应根据患者的基础心脏状况,既往发作的情况以及对心动过速的耐受程度做出适当处理。

主要药物治疗如下述。

(1)腺苷与钙通道阻滞剂:为首选。它起效迅速,不良反应为胸部压迫感、呼吸困难、面部潮红、窦性心动过缓、房室传导阻滞等。

(2)洋地黄与β受体拮抗剂:静脉注射洋地黄可终止发作。对伴有心功能不全患者仍作为首选。β受体拮抗剂也能有效终止心动过速,选用短效β受体拮抗剂较合适如艾司洛尔。

(3)普罗帕酮1~2 mg/kg静脉注射。

(4)其他:食管心房调搏术、直流电复率等。

预防复发:是否需要给予患者长期药物预防,取决于发作的频繁程度以及发作的严重性。药物的选择可依据临床经验或心内电生理试验结果。

5.预激综合征

对于无心动过速发作或偶有发作但症状轻微的预激综合征患者的治疗,目前仍存有争议。如心动过速发作频繁伴有明显症状,应给予治疗。治疗方法包括药物和导管消融。

(九)室性心律失常治疗原则

1.室性期前收缩

首先应对患者室性期前收缩的类型、症状及其原有心脏病变做全面的了解;然后,根据不同的临床状况决定是否给予治疗,采取何种方法治疗以及确定治疗的终点。

2.室性心动过速

一般遵循的原则是:有器质性心脏病或有明确诱因者应首先给予针对性治疗;无器质性心脏病患者发生非持续性短暂室速,如无症状或无血流动力学影响,处理的原则与室性期前收缩相同;持续性室性发作,无论有无器质性心脏病,应给予治疗。

3.心室扑动与颤动

快速识别心搏骤停、高声呼救、进行心肺复苏,包括胸外按压、开放气道、人工呼吸、除颤、气管插管、吸氧、药物治疗等。

(十)心脏传导阻滞治疗原则

1.房室传导阻滞

应针对不同病因进行治疗。一度与二度Ⅰ型房室传导阻止心室率不太慢者,无需特殊治疗。二度Ⅱ型与三度房室传导阻滞如心室率显著缓慢,伴有明显症状或血流动力学障碍,甚至 Adams-Strokes 综合征发作者,应给予起搏治疗。

2.室内传导阻滞

慢性单侧束支传导阻滞的患者如无症状,无需接受治疗。双分支与不完全性三分支传导阻滞有可能进展为完全性房室传导阻滞,但是否一定发生及何时发生均难以预料,不必常规预防性起搏器治疗。急性前壁心肌梗死发生双分支、三分支传导阻滞或慢性双分支、三分支传导阻滞,伴有晕厥或阿斯综合征发作者,则应及早考虑心脏起搏器治疗。

二、护理评估

(一)一般评估

心律失常患者的生命体征,发作间歇期无异常表现。发作期则出现心悸、气短、不敢活动,心电图显示心率过快、过慢、不规则或暂时消失而形成窦性停搏。

（二）身体评估

发作时体格检查应着重于判断心律失常的性质及心律失常对血流动力学状态的影响。听诊心音了解心室搏动率的快、慢和规则与否,结合颈静脉搏动所反映的心房活动情况,有助于做出心律失常的初步鉴别诊断。缓慢（＜60 次/分）而规则的心率为窦性心动过缓,快速（＞100 次/分）而规则的心率常为窦性心动过速。窦性心动过速较少超过 160 次/分,心房扑动伴 2∶1 房室传导时心室率常固定在 150 次/分左右。不规则的心律中以期前收缩为最常见,快而不规则者以心房颤动或心房扑动、房速伴不规则房室传导阻滞为多见。心律规则而第一心音强弱不等（大炮音）,尤其是伴颈静脉搏动间断不规则增强（大炮波）,提示房室分离,多见于室速。

（三）心理-社会评估

心律失常患者常有焦虑、恐惧等负性情绪,护理人员应做好以下几点:①帮助患者认识到自己的情绪反应,承认自己的感觉,指导患者使用放松术。②安慰患者,告诉患者较轻的心律失常通常不会威胁生命。有条件时安排单人房间,避免与其他焦虑患者接触。③经常巡视病房,了解患者的需要,帮助其解决问题,如主动给患者介绍环境,耐心解答有关疾病的问题等。

（四）辅助检查结果的评估

1.心电图（ECG）检查

心律失常发作时的心电图记录是确诊心律失常的重要依据。应记录 12 导联心电图,包括较长的 Ⅱ 或 V_1 导联记录。注意 P 和 QRS 波形态、P-QRS 关系、P-P、P-R 与 R-R 间期,判断基本心律是窦性还是异位。通过逐个分析提早或延迟心搏的性质和来源,最后判断心律失常的性质。

2.动态心电图

它对心律失常的检出率明显高于常规心电图,尤其是对易引起猝死的恶性心律失常的检出尤为有意义。对心律失常的诊断优于普通心电图。

3.运动试验

运动试验可增加心律失常的诊断率和敏感性,是对 ECG 很好的补充,但运动试验有一定的危险性,需严格掌握其禁忌证。

4.食管心电图

食管心电图是食管心房调搏最佳起搏点判定的可靠依据,更能在心律失常的诊断与鉴别诊断方面起到特殊而独到的作用。食管心电图与心内电生理检查具有高度的一致性,为射频导管消融术根治阵发性室上性心动过速(PSVT)提供可靠的分型及定位诊断。亦有助于不典型的预激综合征患者确立诊断。

5.心腔内电生理检查

心腔内电生理检查为有创性电生理检查,除能确诊缓慢性和快速性心律失常的性质外,还能在心律失常发作间隙应用程序电刺激方法判断窦房结和房室传导系统功能,诱发室上性和室性快速性心律失常,确定心律失常起源部位,评价药物与非药物的治疗效果,以及为手术、起搏或消融治疗提供必要的信息。

(五)常用药物治疗效果的评估

(1)治疗缓慢性心律失常:一般选用增强心肌自律性和/或加速传导的药物,如拟交感神经药、迷走神经抑制药或碱化剂(克分子乳酸钠或碳酸氢钠)。护理评估:①服药后心悸、乏力、头晕、胸闷等临床症状有无改善。②有无不良反应发生。

(2)治疗快速性心律失常:选用减慢传导和延长有效不应期的药物,如迷走神经兴奋剂、拟交感神经药或抗心律失常药物。护理评估:①用药后的疗效,有无严重不良反应发生。②药物疗效不佳时,考虑电转复或射频消融术治疗,并做好术前准备。

(3)临床上抗心律失常药物繁多,药物的分类主要基于其对心肌的电生理学作用。治疗缓慢性心律失常的药物,主要提高心脏起搏和传导功能,如肾上腺素类药物(肾上腺素、异丙肾上腺素),拟交感神经药如阿托品、山莨菪碱、β受体激动剂如多巴胺类、沙丁胺醇等。

(4)及时就诊的指标:①心动过速发作频繁伴有明显症状如低血压、休克、心绞痛、心力衰竭或晕厥等。②出现洋地黄中毒症状。

三、主要护理诊断/问题

(一)活动无耐力

与心律失常导致心悸或心排血量减少有关。

(二)焦虑

与心律失常反复发作,对治疗缺乏信心有关。

(三)有受伤的危险

与心律失常引起的头晕、晕厥有关。

(四)潜在并发症

心力衰竭、脑栓塞、猝死。

四、护理措施

(一)体位与休息

当心律失常发作导致胸闷、心悸、头晕等不适时采取高枕卧位、半卧位或其他舒适体位,尽量避免左侧卧位,以防左侧卧位时感觉到心脏搏动而加重不适。有头晕、晕厥发作或曾有跌倒病史者应卧床休息。保证患者充分的休息与睡眠,必要时遵医嘱给予镇静剂。

(二)给氧

伴呼吸困难、发绀等缺氧表现时,给予氧气吸入,流量为 2～4 L/min。

(三)饮食

控制膳食总热量,以维持正常体重为度,40 岁以上者尤应预防发胖。一般以体重指数(BMI)20～24 为正常体重,或以腰围为标准,一般以女性≥80 cm,男性≥85 cm 为超标。超重或肥胖者应减少每天进食的总热量,应低脂(30%/d)、低胆固醇(200 mg/d)膳食,并限制酒及糖类食物的摄入。严禁暴饮暴食。以免诱发心绞痛或心肌梗死。合并高血压或心力衰竭者,应同时限制钠盐。避免摄入刺激性食物如咖啡、浓茶等,保持大便通畅。

(四)病情观察

严密进行心电监测,出现异常心律变化,如 3～5 次/分的室性期前收缩或阵发性室性心动过速、窦性停搏、二度Ⅱ型或三度房室传导阻滞等,应立即通知医师。应将急救药物备好,需争分夺秒地迅速给药。有无心悸、胸闷、胸痛、头晕、晕厥等。检测电解质变化,尤其是血钾。

(五)用药指导

接受各种抗心律失常药物治疗的患者,应在心电监测下用药,以便掌握心律的变化情况和观察药物疗效。密切观察用药反应,严密观察穿刺局部情况,谨防药物外渗。皮下注射给予抗凝溶栓及抗血小板药时,注意更换注射部位,避免按摩,应持续按压 2～3 分钟。严格按医嘱给药,避免食用影响药物疗效的食物。用药前、中、后注意心率、心律、PR 间期、QT 间期等的变化,以判断疗效和有无不良反应。

(六)除颤的护理

持续性室性心动过速患者,应用药物效果不明显时,护士应密切配合医师将除颤器电源接好,检查仪器性能是否完好,备好电极板,以便及时、顺利除颤。对于缓慢型心律失常患者,应用药物治疗后仍不能增加心率,且病情有所发展或反复发作阿-斯综合征时,应随时做好安装人工心脏起搏器的准备。

(七)心理护理

向患者说明心律失常的治疗原则,介绍介入治疗,如射频导管消融术或心脏起搏器安置术的目的及方法,以消除患者的紧张心理,使患者主动配合治疗。

(八)健康教育

1.疾病知识指导

向患者及家属讲解心律失常的病因、诱因及防治知识。

2.生活指导

指导患者劳逸结合,生活规律,保证充足的休息与睡眠。无器质性心脏病者应积极参加体育锻炼。保持情绪稳定,避免精神紧张、激动。改变不良饮食习惯,戒烟、酒,避免浓茶、咖啡、可乐等刺激性食物。保持大便通畅,避免排便用力而加重心律失常。

3.用药指导

嘱患者严格按医嘱按时按量服药,说明所用药物的名称、剂量、用法、作用及不良反应,不可随意增减药物的剂量或种类。

4.制订活动计划

评估患者心律失常的类型及临床表现,与患者及家属共同制订活动计划。对无器质性心脏病的良性心律失常患者,鼓励其正常工作和生活,保持心情舒畅,避免过度劳累。窦性停搏、二度Ⅱ型或三度房室传导阻滞、持续性室速等严重心律失常患者或快速心室率引起血压下降者,应卧床休息,以减少心肌耗氧量。卧床期间加强生活护理。

5.自我监测指导

教会患者及家属测量脉搏的方法,心律失常发作时的应对措施及心肺复苏术,以便于自我检测病情和自救。对安置心脏起搏器的患者,讲解自我监测与家庭护理的方法。

6.及时就诊的指标

(1)当出现头晕、气促、胸闷、胸痛等不适症状。

（2）复查心电图发现异常时。

五、护理效果评估

（1）患者及家属掌握自我监测脉搏的方法，能复述疾病发作时的应对措施及心肺复苏术。

（2）患者掌握发生疾病的诱因，能采取相应措施，尽可能避免诱因的发生。

（3）患者心理状态稳定，养成正确的生活方式。

（4）患者未发生猝死或发生致命性心律失常时能得到及时发现和处理。

第二节 高 血 压

一、疾病概述

（一）概念和特点

高血压是一种常见病、多发病，是心、脑血管病的重要病因和危险因素。根据病因常分为原发性高血压和继续发性高血压，95％以上的高血压患者属于原发性高血压，通常将原发性高血压简称为高血压。原发性高血压是以血压升高为主要临床表现，伴或不伴有多种心血管危险因素的综合征。

高血压的标准是根据临床及流行病学资料界定的，目前我国高血压定义为收缩压≥18.7 kPa(140 mmHg)和/或舒张压≥12.0 kPa(90 mmHg)。根据血压升高的水平，又进一步将高血压分为1～3级。

高血压在世界各国都是常见病，其患病率与工业化程度、地区和种族有关。我国4次大规模高血压患病率的人群抽样调查结果显示：我国人群50年以来高血压患病率明显上升。2002年我国18岁以上成人高血压患病率为18.8％，按我国人口的数量和结构估算，目前我国约有2亿高血压患者，即每10个成年人中就有2个患高血压，约占全球高血压总人数的1/5。然而，我国高血压的总体情况是患病率高，知晓率、治疗率和控制率较低。其流行病学有两个显著特点，即从南方到北方高血压患病率递增，不同民族之间高血压患病率存在一些差异。

（二）相关病理生理

高血压的发病机制目前尚未形成统一认识，但其血流动力学特征主要是总外周血管阻力相对或绝对增高,从这一点考虑,高血压的发病机制主要存在于五个环节,即交感神经系统活性亢进、肾性水钠潴留、肾素-血管紧张素-醛固酮系统(RAAS)激活、细胞膜离子转运异常以及胰岛素抵抗。

相关病理改变主要集中在心、脑、肾、视网膜的变化。

1.心

左心室肥厚和扩张。

2.脑

脑血管缺血与变性、动脉粥样硬化,形成微动脉瘤或闭塞性病变,从而引发脑出血、脑血栓、腔隙性脑梗死。

3.肾

肾小球纤维化、萎缩、肾动脉硬化,引起肾实质缺血和肾单位不断减少,导致肾衰竭。

4.视网膜

视网膜小动脉痉挛、硬化,甚至可能引起视网膜渗血和出血。

(三)主要病因与诱因

高血压的病因为多因素,主要包括遗传因素和环境因素两个方面,两者互为因果。

1.遗传因素

高血压具有明显的家庭聚集性,基因对血压的控制是肯定的,这些与高血压产生有关的基因被称为原发性高血压相关基因。在遗传表型上,不仅血压升高发生率体现遗传性,在血压高度、并发症发生以及其他相关因素方面,如肥胖等也具有遗传性。

2.环境因素

(1)饮食:血压水平和高血压的患病率与钠盐平均摄入量显著相关,摄盐越多,血压水平和患病率越高。摄盐过多导致血压升高主要见于对盐敏感的人群。另外,膳食中充足的钾、钙、镁和优质蛋白可防止血压升高,素食为主者血压常低于肉食者。长期饮咖啡、大量饮酒、饮食中缺钙、饱和脂肪酸过多,不饱和脂肪酸与饱和脂肪酸比值降低等均可引起血压升高。

(2)精神心理:社会因素包括职业、经济、劳动种类、文化程度、人际关系等,对血压的影响主要是通过精神和心理因素起作用。因此脑力劳动者高血压发病率高于体力劳动者,从事精神紧张度高的职业和长期生活在噪声环境者高血压也较多。

3.其他因素

肥胖者高血压患病率是体重正常者的2～3倍,超重是血压升高的重要独立危险因素。一般采用体重指数(BMI)来衡量肥胖程度,腰围反映向心性肥胖程度,血压与BMI呈显著正相关,腹型肥胖者容易发生高血压。服用避孕药的妇女血压升高发生率及程度与服用药物时间长短有关,但这种高血压一般较轻,且停药后可逆转。睡眠呼吸暂停低通气综合征的患者50%有高血压,且血压的高度与睡眠呼吸暂停低通气综合征的病程有关。

(四)临床表现

大多数患者起病缓慢、渐进,缺乏特殊的临床表现。血压随着季节、昼夜、情绪等因素变化有较大波动。

1.一般表现

(1)症状:头痛是最常见的症状,较常见的还有头晕、头胀、耳鸣眼花、疲劳、注意力不集中、失眠等。这些症状在紧张或劳累后加重,典型的高血压头痛在血压下降后即可消失。

(2)体征:高血压的体征较少,血压升高时可闻及主动脉瓣区第二心音亢进及收缩期杂音。皮肤黏膜、四肢血压、周围血管搏动、血管杂音检查有助于继续性高血压的病因判断。

2.高血压急症和亚急症

高血压急症是指高血压患者在某些诱因作用下,血压急剧升高[一般超过24.0/16.0 kPa(180/120 mmHg)],同时伴有进行性心、脑、肾等重要靶器官功能不全的表现。高血压急症的患者如不能及时降低血压,预后很差,常死于肾衰竭、脑卒中或心力衰竭。高血压亚急症是指血压显著升高但不伴靶器官损害,患者常有血压升高引起的症状。

(五)辅助检查

1.常规检查

尿常规、血糖、血脂、肾功能、血清电解质、心电图和X线胸片等检查,有助于发现相关危险因素和靶器官损害。必要时行超声心动图、眼底检查等。

2.特殊检查

为进一步了解患者血压节律和靶器官损害情况,可有选择地进行一些特殊检查。如24小时动态血压监测(ABPM)、踝/臂血压比值、心率变异、颈动脉内膜中层厚度(IMT)、动脉弹性功能测定、血浆肾素活性(PRA)等。

(六)治疗原则

1.治疗目标

高血压是一种以动脉血压持续升高为特征的进行性"心血管综合征",常伴有其他危险因素、靶器官损害或临床疾病,需要进行综合干预。常常采用药物治疗与非药物治疗,以及防治各种心血管病危险因素等相结合的治疗方法。因此,高血压的治疗目标是尽可能地降低心血管事件的发生率和病死率。

2.非药物治疗

(1)合理膳食:低盐饮食,限制钠盐摄入;限制乙醇摄入量。

(2)控制体重:体重指数如超过24,则需要限制热量摄入和增加体力活动。

(3)适宜运动:增加有氧运动。

(4)其他:定期测量血压,规范治疗,改善治疗依从性,尽可能实现降压达标,坚持长期平稳有效地控制血压。保持健康心态,减少精神压力,戒烟等。

治疗时根据年龄、病程、血压水平、心血管病危险因素、靶器官损害程度、血流动力学状态以及并发症等来选择合适的药物。

3.药物治疗

降压药物的选择一般应从一线药物、单一药物开始,疗效不佳时,才联合用药。若非血压较高或高血压急症,降压时用药从小剂量开始,逐渐加量,使血压逐渐下降,老年患者更需如此。

(1)利尿剂:通过利钠排水、降低细胞外高血容量、减轻外周血管阻力发挥降压作用。作用较平稳、缓慢,持续时间相对较长,作用持久服药2~3周后作用达高峰,能增强其他降压的疗效,适用于轻、中度高血压。有噻嗪类、襻利尿剂和保钾利尿剂三类,以噻嗪类使用最多。

(2)β受体阻滞剂:通过抑制过度激活的交感神经活性、抑制心肌收缩力、减轻心率发挥降压作用。降压作用较迅速、强力,适用于不同严重程度的高血压,尤其是心率较快的中、青年患者或合并心绞痛的患者,对老年高血压疗效相对较差。二、三度心脏传导阻滞和哮喘患者禁用,慢性阻塞性肺病、运动员、周围血管病或糖耐量异常者慎用。有选择性(β_1)、非选择性(β_1和β_2)和兼有α受体阻滞3类,常用的有美托洛尔、阿替洛尔、比索洛尔、普萘洛尔等。

(3)钙通道阻滞剂:通过阻断血管平滑肌细胞上的钙离子通道,扩张血管降低血压。降压效果起效迅速,降压幅度相对较强,剂量和疗效呈正相关,除心力衰竭患者外较少有治疗禁忌证。分为二氢吡啶类和非三氢吡啶类,前者以硝苯地平为代表,后者有维拉帕米和地尔硫䓬。

（4）血管紧张素转换酶抑制剂：通过抑制血管紧张素转换酶阻断肾素血管紧张素系统，从而达到降压作用。降压起效缓慢，逐渐增强，在3～4周时达最大作用，限制摄入或联合使用利尿剂可使其起效迅速和作用增强。常用的有卡托普利、依那普利、贝那普利等。

（5）血管紧张素Ⅱ受体阻滞剂：通过阻断血管紧张素Ⅱ受体发挥降压作用。起效缓慢，但持久而平稳，一般在6～8周达到最大作用，持续时间达24小时以上。常用的药物有氯沙坦、缬沙坦、厄贝沙坦、替米沙坦等。

（6）α受体阻滞剂：不作为一般高血压的首选药，适用于高血压伴前列腺增生患者，也用于难治性高血压的治疗，如哌唑嗪。

二、护理评估

（一）一般评估

1.生命体征

体温、脉搏、呼吸可正常，但血压测量值升高。必要时可测量立位、卧位血压和四肢血压，监测24小时血压以判断血压节律变化情况。高血压诊断的主要依据是患者在静息状态下，坐位时上臂肱动脉部位血压的测量值。但必须是在未服用降压药的情况下，非同日3次测量血压，若收缩压≥18.7 kPa（140 mmHg）和/或舒张压≥12.0 kPa（90 mmHg）则诊断为高血压。患者既往有高血压史，目前正在使用降压药，血压虽然低于18.7/12.0 kPa（140/90 mmHg），也诊断为高血压。

2.病史和病程

询问患者有无高血压、糖尿病、血脂异常、冠心病、脑卒中或肾脏病的家庭史；患高血压的时间，血压最高水平，是否接受过降压治疗及其疗效与不良反应；有无合并其他相关疾病；是否服用引起血压升高的药物，如口服避孕药、甘珀酸、麻黄碱滴鼻药、可卡因、类固醇等。

3.生活方式

脂肪、盐、酒摄入量，吸烟支数，体力活动量以及体重变化等情况。

4.患者的主诉

约1/5患者无症状，常见的主诉有头痛、头晕、疲劳、心悸、耳鸣等症状，疲劳、激动或紧张、失眠时可加剧，休息后多可缓解。也可出现视力模糊、鼻出血等较重症状，患者主诉症状严重程度与血压水平有一定关联。有脏器受累的患者还会有胸闷、气短、心绞痛、多尿等主诉。

5.相关记录

身高、体重、腰围、臀围、饮食(摄盐量和饮酒量)、活动量、血压等记录结果。评估超重和肥胖最简便和常用的指标是体重指数(BMI)和腰围。BMI反映全身肥胖程度,腰围反映中心型肥胖的程度。BMI的计算公式为:BMI＝体重(kg)/身高的平方(m^2),成年人正常BMI为$18.5\sim23.9$ kg/m^2,超重者BMI为$24\sim27.9$ kg/m^2,肥胖者BMI$\geqslant28$ kg/m^2。成年人正常腰围<90/84 cm(男/女),如腰围$\geqslant$90/85 cm(男/女),提示需要控制体重。

(二)身体评估

1.头颈部

部分患者有甲亢突眼征,颈部可听诊到血管杂音提示颈部血管狭窄、不完全性阻塞或代偿性血流量增多、加快。

2.胸背部

结合X线结果综合考虑心界有无扩大,心脏听诊可在主动脉瓣区闻及第二心音亢进、收缩期杂音或收缩早期喀喇音。

3.腹部和腰背部

背部两侧肋脊角、上腹部脐两侧、腰部肋脊处有血管杂音,提示存在血管狭窄。肾动脉狭窄的血管杂音常向腹两侧传导,大多具有舒张期成分。

4.四肢和其他

观察有无神经纤维瘤性皮肤斑,库欣综合征时可有向心性肥胖、紫纹与多毛的现象,下肢可见凹陷性水肿,观察四肢动脉搏动情况。

(三)心理-社会评估

评估患者家庭情况、工作环境、文化程度及有无精神创伤史,患者在疾病治疗过程中的心理反应与需求,家庭及社会支持情况。引导患者正确配合疾病的治疗与护理。

(四)辅助检查结果评估

1.常规检查

有无血液生化(钾、空腹血糖、总胆固醇、甘油三酯、高密度脂蛋白胆固醇、低密度脂蛋白胆固醇和尿酸、肌酐)、全血细胞计数、血红蛋白和血细胞比容、尿蛋白、尿糖的异常;心电图检查有无异常;24小时动脉血压监测检查24小时血压情况及其节律变化。

2.推荐检查

超声心动图和颈动脉超声、餐后血糖、尿蛋白定量、眼底检查、胸部 X 线检查、脉搏波传导速度以及踝臂血压指数等可帮助判断是否存在脏器受累。

3.选择检查项目

对怀疑继续性高血压的患者可根据需要进行相应的脑功能、心功能和肾功能检查。

(五)血压水平分类和心血管风险分层评估

1.按血压水平分类

据血压升高水平,可将血压分为正常血压、正常高值、高血压(分为 1 级、2 级和 3 级)和单纯收缩期高血压(表 2-1)。

表 2-1　血压水平分类和定义

分类	收缩压(mmHg)		舒张压(mmHg)
正常血压	<120	和	<90
正常高值	120～139	和/或	89～90
高血压	≥140	和/或	≥90
1 级高血压(轻度)	140～159	和/或	90～99
2 级高血压(中度)	160～179	和/或	100～109
3 级高血压(重度)	≥180	和/或	≥110
单纯收缩期高血压	≥140	和	<90

2.心血管风险分层评估

虽然高血压及血压水平是影响心血管事件发生和预后的独立危险因素,但是并非唯一决定因素。大部分高血压患者还有血压升高以外的心血管危险因素。因此要准确确定降压治疗的时机和方案,实施危险因素的综合管理就应当对患者进行心血管风险的评估并分层。根据 2010 版中国高血压防治指南的分层方法,根据血压水平、心血管危险因素、靶器官损害、伴有的临床疾病,高血压患者的心血管风险分为低危、中危、高危和很高危 4 个层次(表 2-2)。

表 2-2　高血压患者心血管风险水平分层

其他危险因素和病史	1 级高血压	2 级高血压	3 级高血压
无	低危	中危	高危
1～2 个其他危险因素	中危	中危	很高危
≥3 个其他危险因素或靶器官损害	高危	高危	很高危
临床并发症或合并糖尿病	很高危	很高危	很高危

(六)常用药物疗效的评估

1.利尿剂

(1)准确记录患者出入量(尤其是 24 小时尿量):大量利尿可引起血容量过度降低、心排血量下降、血尿素氮增高。患者皮肤弹性减低,出现直立性低血压和少尿。

(2)血生化检查的结果:长期使用噻嗪类利尿剂有可能导致水、电解质紊乱,出现低钠、低氯和低钾血症。

2.β受体阻滞剂

(1)患者自觉症状:疲乏、肢体冷感、激动不安、胃肠不适等症状。

(2)心动过缓或传导阻滞:因药物可抑制心肌收缩力、减慢心率,引起心动过缓或传导阻滞。

(3)反跳现象:长期服用该药的患者突然停药可发生反跳现象,即原有的症状加重或出现新的表现,较常见的有血压反跳性升高,伴头痛、焦虑等,称之为撤药综合征。

(4)液体潴留:可表现为体重增加、凹陷性水肿。

3.钙通道阻滞剂

(1)监测心率和心律的变化:二氢吡啶类钙通道阻滞剂可反射性激活交感神经,导致心率增加,发生心动过速。而非二氢吡啶类钙通道阻滞剂可以抑制心脏的收缩功能和传导功能,有导致传导阻滞的不良反应。

(2)其他体征:可引起面部潮红、脚踝部水肿、牙龈增生等。

4.血管紧张素转换酶抑制剂

(1)患者自觉症状:持续性干咳、头晕、皮疹、味觉障碍及血管神经性水肿等情况。

(2)高血钾:长期应用该类药物可能导致血钾升高,应定期监测血钾和血肌酐的水平。

(3)肾功能的损害:定期监测肾功能。

5.血管紧张素Ⅱ受体拮抗剂

(1)患者自觉症状:有无腹泻等症状。

(2)高血钾:长期应用该类药物可能导致血钾升高,应定期监测血钾和血肌酐的水平。

(3)肾功能的损害:定期监测肾功能。

6. α受体阻滞剂

直立性低血压:服用该类药物的患者可出现直立性晕厥现象,测量坐、立位血压是否差异过大。

三、主要护理诊断/问题

(一)疼痛

头痛:与血压升高有关。

(二)有受伤的危险

与头晕、视力模糊、意识改变或发生直立性低血压有关。

(三)营养失调

高于机体需要量:与摄入过多、缺少运动有关。

(四)焦虑

与血压控制不满意、已发生并发症有关。

(五)知识缺乏

缺乏疾病预防知识、保健知识和高血压用药知识。

(六)潜在并发症

1. 高血压急症

与血压突然/显著升高并伴有靶器官损害有关。

2. 电解质紊乱

与长期应用降压药有关。

四、护理措施

(一)控制体重

超重和肥胖是导致血压升高的重要原因之一,而以腹部脂肪堆积为典型特征的中心性肥胖还会进一步增加高血压等心血管与代谢性疾病的风险,适当控制体重、减少脂肪含量,可显著降低血压。最有效的减重措施是控制能量摄入和增加运动。减重的速度因人而异,通常以每周减重 0.5～1.0 kg 为宜。

(二)合理饮食

合理饮食是控制体重的重要手段。高血压患者饮食需遵循平衡膳食的原则,控制高热量食物的摄入,如高脂肪食物、含糖饮料和酒类等;适当控制碳水化合物的摄入;减少钠盐的摄入。

钠盐可显著升高血压,增加高血压发病的风险,而钾盐可对抗钠盐升高血压的作用。世界卫生组织推荐每天钠盐摄入量应少于 5 g。高血压患者应尽可能减少钠盐的摄入,增加食物中钾盐的含量。烹调高血压患者的食物时应尽可能减少使用盐、味精和酱油等调味品,可使用定量的盐勺;少食或不食含钠盐高的各类加工食品,如咸菜、火腿和各类炒货等;增加蔬菜、水果的摄入量;肾功能良好者可使用含钾的烹调用盐。

(三)制订康复运动计划

合理的运动计划不但能控制体重、降低血压,还能改善糖代谢。在运动方面应采用有规律的、中等强度的有氧运动。建议每天体力活动 30 分钟左右,每周至少进行 3 次有氧锻炼,如步行、慢跑、骑车、游泳、跳舞和非比赛性划船等。运动强度指标为运动时最大心率达到(170－年龄),运动的强度、时间和频度以不出现不适反应为度。

典型的运动计划包括 3 个阶段:5～10 分钟的轻度热身活动;20～30 分钟的耐力活动或有氧运动;放松运动 5 分钟,逐渐减少用力,使心脑血管系统的反应和身体产热功能逐渐稳定下来。运动的形式和运动量均应根据个人的兴趣和身体状况而定。

(四)监测血压的变化

血压测量是评估血压水平、诊断高血压和观察降压疗效的主要手段。在临床工作中主要采用诊室血压和动态血压测量,家庭血压测量因为可以测量长期血压变异、避免"白大衣"效应等作用越来越受到大家的重视。

1.诊室血压监测

由医护人员在诊室按统一规范进行测量,是目前评估血压水平和临床诊断高血压并进行分级的标准方法和主要依据。具体方法和要求如下:①选择符合计量标准的水银柱血压计,或经过验证的电子血压计。②使用大小合适的气囊袖带。③测压前患者至少安静休息 5 分钟,30 分钟内禁止吸烟、饮咖啡、茶,并排空膀胱。④测量时最好裸露上臂,上臂与心脏处于同一水平。怀疑有外周血管病者可测量四肢血压,老年人、糖尿病患者及有直立性低血压情况的应加测立、卧位血压。⑤袖带下缘在肘弯上 2.5 cm,听诊器听件置于肱动脉搏动处。⑥使用水银柱血压计时,应快速充气,当桡动脉搏动消失后将气囊压力再升高 4.0 kPa(30 mmHg),以 2～6 mmHg/s 的速度缓慢放气,获得舒张压后快速放气至零。⑦应间隔 1～2 分钟重复测量,取 2 次读数的平均值记录。如果 2 次读数相差 0.7 kPa(5 mmHg)以上,应再次测量,取 3 次读数的平均值。

2.动态血压监测

通过自动的血压测量仪器完成,测量次数较多,无测量者误差,可避免"白大衣"效应,并可监测夜间睡眠期间的血压。因此,可评估血压短时变异和昼夜节律。

3.家庭血压监测

家庭血压监测又称自测血压或家庭自测血压,是由患者本人或家庭成员协助完成测量,可避免"白大衣"效应。家庭血压监测还可用于评估数日、数周甚至数月、数年血压的长期变异或降压治疗效应,而且有助于增强患者的参与意识,改善治疗依从性,但不适用于精神高度焦虑的患者。

(五)降压目标的确立

帮助患者确立降压目标。在患者能耐受的情况下,逐步降压达标。一般高血压患者血压控制目标值至少<18.7/12.0 kPa(140/90 mmHg);如合并稳定性冠心病、糖尿病或慢性肾病的患者宜确立个体化降压目标,一般可将血压降至 17.3/10.7 kPa(130/80 mmHg)以下,脑卒中后高血压患者一般血压目标<18.7 kPa(140 mmHg);老年高血压降压目标收缩压<20.0 kPa(150 mmHg);对舒张压低于 8.0 kPa(60 mmHg)的冠心病患者,应在密切监测血压的前提下逐渐实现收缩压达标。

(六)用药护理

需要使用降压药物的患者包括:高血压 2 级或以上患者;高血压合并糖尿病,或已有心、脑、肾靶器官损害和并发症的患者;凡血压持续升高,改善生活行为后血压仍未获得有效控制者。从心血管危险分层的角度,高危和极高危患者必须使用降压药物强化治疗。

应严格按医嘱用药,并注意观察常用药的毒副作用,发现问题及时处理,控制输液速度等。

(七)高血压急症的护理

1.避免诱因

安抚患者,避免情绪激动,保持轻松、稳定的心态,必要时使用镇静剂。指导其按医嘱服用降压药,不可擅自减量或停服,以免血压急剧升高。另外,避免过度劳累和寒冷刺激。

2.病情监测

监测血压变化,一旦发现有高血压急症的表现,如血压急剧升高、剧烈头痛、呕吐、大汗、视力模糊、面色及神志改变、肢体运动障碍等,应立即通知医师。

3.高血压急症的护理

绝对卧床,抬高床头,避免一切不良刺激和不必要活动,协助生活护理。保持其呼吸道通畅,吸氧。进行心电、血压和呼吸监测,建立静脉通道并遵医嘱用药,用药过程中监测血压变化,避免血压骤降。应用硝普钠、硝酸甘油时采用静脉泵入方式,密切观察药物的不良反应。

(八)心理护理

长期、过度的心理应激会显著增加心血管风险。应向患者阐述不良情绪可诱发血压升高,帮助患者预防和缓解精神压力以及纠正和治疗病态心理,必要时可寻求专业心理辅导或治疗。

(九)健康教育

1.疾病知识指导

让患者了解自身病情,包括血压水平、危险因素及合并疾病等。告知患者高血压的风险和有效治疗的益处。对患者及家属进行高血压相关知识指导,提高护患配合度。

2.饮食指导

宜清淡饮食,控制能量摄入;营养均衡,减少脂肪摄入,少吃或不吃肥肉和动物内脏;控制钠盐的摄入,增加钾盐的摄入,学会正确烹调食物的要领,并选用定量盐勺。

3.戒烟限酒

吸烟是心血管病的主要危险因素之一,可导致血管内皮损害,显著增加高血压患者发生动脉粥样硬化性疾病的风险。应强烈建议并督促高血压患者戒烟,并指导患者寻求药物辅助戒烟。长期大量饮酒可导致血压升高,限制饮酒量可显著降低高血压的发病风险。所有高血压患者均应控制饮酒量,每天饮酒量白酒、葡萄酒、啤酒的量分别应少于 50 mL、100 mL 和 300 mL。

4.适当运动计划

学会制订适当的运动计划,并能自我监测最大运动心率,控制运动强度,按运动计划的 3 个阶段实施运动。

5.用药原则

按时、正确服用相关药物,让患者了解常用药物不良反应及自我观察要点。

6.家庭血压监测

教会患者出院后进行血压的自我监测,提倡进行家庭血压监测,每次就诊携带监测记录。家庭血压监测适用于:一般高血压患者的血压监测,白大衣高血压识别,难治性高血压的鉴别,评价长期血压变异,辅助降压疗效的评价,以及预测心血管风险及评估预后等。

对患者进行家庭血压监测的相关知识和技能培训:①使用经过验证的上臂式全自动或半自动电子血压计。②测量方案:每天早晚各测 1 次,每次 2～3 遍,取平均值;血压控制平稳者可每周只测 1 天,初诊高血压或血压不稳定的高血压患者,建立连续测血压 7 天,取后 6 天血压平均值作为参考值。③详细记录每次测量血压的日期、时间及所有血压的读数,尽可能向医师提供完整的血压记录。

7.及时就诊的指标

(1)血压过高或过低。

(2)出现弥散性严重头痛、呕吐、意识障碍、精神错乱,甚至昏迷、局灶性或全身性抽搐。

(3)高血压急症和高血压亚急症。

(4)出现脑血管病、心力衰竭、肾衰竭的表现。

(5)突发剧烈而持续且不能耐受的胸痛,两侧肢体血压及脉搏明显不对称,严重怀疑主动脉夹层动脉瘤者。

(6)随访时间:依据心血管风险分层,低危或仅服 1 种药物治疗者每 1～3 个月随诊 1 次;新发现的高危或较复杂病例、高危者至少每 2 周随诊 1 次;血压达标且稳定者每个月随诊 1 次。

五、护理效果评估

(1)患者头痛减轻或消失,食欲增加。

(2)患者情绪稳定,了解自身疾病,并能积极配合治疗。服药依从性好,血压控制在降压目标范围内。

(3)患者能主动养成良好生活方式。

(4)患者掌握家庭血压监测的方法,有效记录监测数据并提供给医护人员。

(5)患者未受伤。

(6)患者未发生相关并发症,或并发症发生后能得到及时治疗与护理。

第三节 心 绞 痛

一、稳定型心绞痛

(一)概念和特点

稳定型心绞痛也称劳力性心绞痛,是在冠状动脉固定性严重狭窄的基础上,由于心肌负荷的增加引起心肌急剧的、暂时的缺血缺氧的临床综合征。其特点为阵发性的前胸压榨性疼痛或憋闷感觉,主要位于胸骨后部,可放射至心前区和左上肢尺侧,常发生于劳力负荷增加时,持续数分钟,休息或用硝酸酯制剂后疼痛消失。疼痛发作的程度、频度、性质及诱发因素在数周至数月内无明显变化。

(二)相关病理生理

患者在心绞痛发作之前,常有血压增高、心律增快、肺动脉压和肺毛细血管压增高的变化,这反映了心脏和肺的顺应性减低。发作时可有左心室收缩力和收缩速度降低、射血速度减慢、左心室收缩压下降、每搏输出量和心排血量降低、左心室舒张末期压和血容量增加等左心室收缩和舒张功能障碍的病理生理变化。左心室壁可呈收缩不协调或部分心室壁有收缩减弱的现象。

(三)主要病因及诱因

本病的基本病因是冠状动脉粥样硬化。正常情况下,冠状动脉循环血流量具有很大的储备力量,其血流量可随身体的生理情况有显著的变化,休息时无症状。当劳累、激动、心力衰竭等使心脏负荷增加、心肌耗氧量增加时,对血液的需求亦增加,而冠状动脉的供血已不能相应增加,即可引起心绞痛。

(四)临床表现

1.症状

心绞痛以发作性胸痛为主要临床表现,典型疼痛的特点如下。

(1)部位:主要在胸骨体中、上段之后,可波及心前区,界限不很清楚。常放射至左肩、左臂尺侧达无名指和小指,偶有至颈、咽或下颌部。

(2)性质:胸痛常有压迫、憋闷或紧缩感,也可有烧灼感,偶尔伴有濒死感。

(3)持续时间:疼痛出现后常逐步加重,持续3～5分钟,休息或含服硝酸甘油可迅速缓解,很少超过半小时。可数天或数周发作 1 次,亦可一天内发作数次。

2.体征

心绞痛发作时,患者面色苍白、出冷汗、心率增快、血压升高、表情焦虑。心尖部听诊有时出现"奔马律",可有暂时性心尖部收缩期杂音,是乳头肌缺血以致功能失调引起二尖瓣关闭不全所致。

3.诱因

发作常由体力劳动、情绪激动、饱餐、寒冷、吸烟、心动过速、休克等引起。

(五)辅助检查

1.心电图

(1)静息时心电图:约有半数患者在正常范围,也可有陈旧性心肌梗死的改变或非特异性 ST 段和 T 波异常。有时出现心律失常。

(2)心绞痛发作时心电图:绝大多数患者可出现暂时性心肌缺血引起的 ST 段压低(≥0.1 mV),有时出现 T 波倒置,在平时有 T 波持续倒置的患者,发作时可变为直立(假性正常化)。

(3)心电图负荷试验:运动负荷试验及 24 小时动态心电图可显著提高缺血性心电图的检出率。

2.X 线检查

心脏检查可无异常,若已伴发缺血性心肌病可见心影增大、肺充血等。

3.放射性核素

利用放射性铊心肌显像所示灌注缺损,提示心肌供血不足或血供消失,对心肌缺血的诊断较有价值。

4.超声心动图

多数稳定性心绞痛患者静息时超声心动图检查无异常,有陈旧性心肌梗死者或严重心肌缺血者二维超声心动图可探测到坏死区或缺血区心室壁的运动异常,运动或药物负荷超声心动图检查可以评价心肌灌注和存活性。

5.冠状动脉造影

选择性冠状动脉造影可使左、右冠状动脉及主要分支得到清楚的显影,具有确诊价值。

(六)治疗原则

治疗原则是改善冠状动脉血供和降低心肌耗氧量以改善患者症状,提高生活质量,同时治疗冠状动脉粥样硬化,预防心肌梗死和死亡,以延长生存期。

1.发作时的治疗

(1)休息:发作时立即休息,一般患者停止活动后症状即可消失。

(2)药物治疗:宜选用作用快的硝酸酯制剂,这类药物除可扩张冠状动脉增加冠状动脉血流量外,还可扩张外周血管、减轻心脏负荷,从而缓解心绞痛。如硝酸甘油 0.3~0.6 mg 或硝酸异山梨酯 3~10 mg 舌下含化。

2.缓解期的治疗

缓解期一般不需卧床休息,应避免各种已知的诱因。

(1)药物治疗:以改善预后的药物和减轻症状、改善缺血的药物为主,如阿司匹林、氯吡格雷、β受体阻滞剂、他汀类药物、血管紧张素转换酶抑制剂、硝酸酯制剂,其他如代谢性药物、中医中药等。

(2)非药物治疗:包括运动锻炼疗法、血管重建治疗、增强型体外反搏等。

二、不稳定型心绞痛

(一)概念和特点

目前已趋向将典型的稳定型劳力性心绞痛以外的缺血性胸痛统称为不稳定型心绞痛。不稳定型心绞痛根据临床表现可分为静息型心绞痛、初发型心绞痛、恶化型心绞痛 3 种类型。

(二)相关病理生理

与稳定型心绞痛的差别主要在于冠状动脉内不稳定的粥样斑块继发的病理改变,使局部的心肌血流量明显下降,如斑块内出血、斑块纤维帽出现裂隙、表面有血小板聚集和/或刺激冠脉痉挛,导致缺血性心绞痛,虽然也可因劳力负荷诱发,但劳力负荷终止后胸痛并不能缓解。

(三)主要病因及诱因

少部分不稳定型心绞痛患者心绞痛发作有明显的诱因。

1.增加心肌氧耗

感染、甲状腺功能亢进或心律失常。

2.冠脉血流减少

低血压。

3.血液携氧能力下降

贫血和低氧血症。

(四)临床表现

1.症状

不稳定型心绞痛患者胸部不适的性质与典型的稳定型心绞痛相似,通常程度更重,持续时间更长,可达数十分钟,胸痛在休息时也可发生。

2.体征

体检可发现一过性第三心音或第四心音,以及由于二尖瓣反流引起的一过性收缩期杂音,这些非特异性体征也可出现在稳定型心绞痛和心肌梗死患者,但详细的体格检查可发现潜在的加重心肌缺血的因素,并成为判断预后非常重要的依据。

(五)辅助检查

1.心电图

(1)大多数患者胸痛发作时有一过性 ST 段(抬高或压低)和 T 波(低平或倒置)改变,其中 ST 段的动态改变(≥0.1 mV 的抬高或压低)是严重冠状动脉疾病的表现,可能会发生急性心肌梗死或猝死。

(2)连续心电监护:连续 24 小时心电监测发现,85%～90%的心肌缺血可不伴有心绞痛症状。

2.冠脉造影剂其他侵入性检查

在长期稳定型心绞痛基础上出现的不稳定型心绞痛患者,常有多支冠状动脉病变,而新发作静息心绞痛患者,可能只有单支冠状动脉病变。在所有的不稳定型心绞痛患者中,3 支血管病变占 40%,2 支血管病变占 20%,左冠脉主干病变约占 20%,单支血管病变约占 10%,没有明显血管狭窄者占 10%。

3.心脏标志物检查

心脏肌钙蛋白(cTn)T 及心肌蛋白 I 较传统的肌酸激酶(CK)和肌酸激酶同工酶(CK-MB)更为敏感、更可靠。

4.其他

胸部 X 线、心脏超声和放射性核素检查的结果,与稳定型心绞痛患者的结果相似,但阳性发现率会更高。

(六)治疗原则

不稳定型心绞痛是严重、具有潜在危险的疾病,病情发展难以预料,应使患者处于监控之下,疼痛发作频繁或持续不缓解及高危组的患者应立即住院。其治疗包括抗缺血治疗、抗血栓治疗和根据危险度分层进行优化治疗。

1.一般治疗

发作时立即卧床休息,床边 24 小时心电监护,严密观察血压、脉搏、呼吸、心率、心律变化,有呼吸困难、发绀者应给予氧吸入,维持血氧饱和度 95% 以上。如有必要,重测心肌坏死标志物。

2.止痛

烦躁不安、疼痛剧烈者,可考虑应用镇静剂如吗啡 5～10 mg 皮下注射;硝酸甘油或硝酸异山梨酯持续静脉滴注或微量泵输注,以 10 μg/min 开始,每 3～5 分钟增加 10 μg/min,直至症状缓解或出现血压下降。

3.抗凝(栓)

抗血小板和抗凝治疗是不稳定型心绞痛治疗至关重要的措施,应尽早应用阿司匹林、氯吡格雷和肝素或低分子量肝素,以有效防止血栓形成,阻止病情进展为心肌梗死。

4.其他

对于个别病情极严重患者,保守治疗效果不佳,心绞痛发作时 ST 段 ≥0.1 mV,持续时间>20 分钟,或血肌钙蛋白升高者,在有条件的医院可行急诊冠脉造影,考虑经皮冠脉成形术。

三、护理评估

(一)一般评估

(1)患者有无面色苍白、出冷汗、心率加快、血压升高。

(2)患者主诉有无心绞痛发作症状。

(二)身体评估

(1)有无表情焦虑、皮肤湿冷、出冷汗。

(2)有无心律增快、血压升高。

(3)心尖区听诊是否闻及收缩期杂音,或听到第三心音或第四心音。

(三)心理-社会评估

患者能否控制情绪、避免激动或愤怒,以减少心肌耗氧量;家属能否做到给予患者安慰及细心的照顾,并督促定期复查。

(四)辅助检查结果的评估

(1)心电图有无 ST 段及 T 波异常改变。

(2)24 小时连续心电监测有无心肌缺血的改变。

（3）冠脉造影检查结果有无显示单支或多支病变。

（4）心脏标志物肌钙蛋白（cTn）T的峰值是否超过正常对照值的百分位数。

（五）常用药物治疗效果的评估

1.硝酸酯类药物

心绞痛发作时，能及时舌下含化，迅速缓解疼痛。

2.他汀类药物

长期服用者可以维持 LDL-C 的目标值＜70 mg/dL，且不出现转氨酶和肌酶升高等不良反应。

四、主要护理诊断/问题

（一）胸痛

与心肌缺血、缺氧有关。

（二）活动无耐力

与心肌氧的供需失调有关。

（三）知识缺乏

缺乏控制诱发因素及预防心绞痛发作的知识。

（四）潜在并发症

心肌梗死。

五、护理措施

（一）休息与活动

1.适量运动

应以有氧运动为主，运动的强度和时间因病情和个体差异而不同，必要时应在监测下进行。

2.心绞痛发作时

立即停止活动，就地休息。不稳定型心绞痛患者，应卧床休息，并密切观察。

（二）用药的指导

1.心绞痛发作时

立即舌下含化硝酸甘油，用药后注意观察患者胸痛的变化情况，如 3～5 分钟后仍不缓解,隔5分钟后可重复使用。对于心绞痛发作频繁者,静脉滴注硝酸甘油时,患者及家属不要擅自调整滴速,以防低血压发生。部分患者用药后出现面部潮红、头部胀痛、头晕、心动过速、心悸等不适,应告知患者是药物的扩血管作用所致,不必有顾虑。

2.应用他汀类药物时

应严密监测转氨酶及肌酸激酶等生化指标,及时发现药物可能引起的肝脏损害和肌病。采用强化降脂治疗时,应注意监测药物的安全性。

(三)心理护理

安慰患者,解除紧张不安的情绪,改变急躁易怒的性格,保持心理平衡。告知患者及家属过劳、情绪激动、饱餐、用力排便、寒冷刺激等都是心绞痛发作的诱因,应注意避免。

(四)健康教育

1.疾病知识指导

(1)合理膳食:宜摄入低热量、低脂、低胆固醇、低盐食物,多食蔬菜、水果和粗纤维食物如芹菜、糙米等,避免暴饮暴食,应少食多餐。

(2)戒烟、限酒。

(3)适量运动:应以有氧运动为主,运动的强度和时间因病情和个体差异不同,必要时在监测下进行。

(4)心理调适:保持心理平衡,可采取放松技术或与他人交流的方式缓解压力,避免心绞痛发作的诱因。

2.用药指导

指导患者出院后遵医嘱用药,不擅自增减药量,自我检测药物的不良反应。外出时随身携带硝酸甘油以备急用。硝酸甘油遇光易分解,应放在棕色瓶内存放于干燥处,以免潮解失效。药瓶开封后每6个月更换1次,以确保疗效。

3.病情检测指导

教会患者及家属心绞痛发作时的缓解方法,胸痛发作时应立即停止活动或舌下含服硝酸甘油。如连续含服3次仍不缓解,或心绞痛发作比以往频繁、程度加重、疼痛时间延长,应及时就医,警惕心肌梗死的发生。不典型心绞痛发作时,可能表现为牙痛、肩周炎、上腹痛等,为防治误诊,应尽快到医院做相关检查。

4.及时就诊的指标

(1)心绞痛发作时,舌下含化硝酸酯类药物无效或重复用药仍未缓解。

（2）心绞痛发作比以往频繁、程度加重、疼痛时间延长。

六、护理效果评估

（1）患者能坚持长期遵医嘱用药物治疗。

（2）心绞痛发作时，能立即停止活动，并舌下含服硝酸甘油。

（3）能预防和控制缺血症状，降低心肌梗死的发生率。

（4）能戒烟、控制饮食和进行糖尿病治疗。

（5）能坚持定期门诊复查。

第四节 心 肌 梗 死

一、疾病概述

（一）概念和特点

心肌梗死是心肌长时间缺血导致的心肌细胞的死亡。它是在冠状动脉病变的基础上，发生冠状动脉血供急剧减少或中断，使相应心肌严重而持久地急性缺血导致的心肌细胞死亡。急性心肌梗死临床表现有持久的胸骨后剧烈疼痛、发热、白细胞计数和血清心肌坏死标志物增高，以及心电图进行性改变；可发生心律失常、休克或心力衰竭，属于急性冠脉综合征的严重类型。

（二）相关病理生理

主要出现左心室舒张和收缩功能障碍的一些血流动力学改变，其严重程度和持续时间取决于梗死的部位、程度和范围。心脏收缩力减弱、顺应性降低、心肌收缩不协调，左心室压力曲线最大上升速度（dp/dt）减低，左心室舒张末期压增高、舒张和收缩末期容量增多。射血分数减低，每搏输出量和心排血量下降，心率增快或有心律失常，血压下降。病情严重者，动脉血氧含量降低。急性大面积心肌梗死者，可发生泵衰竭——心源性休克或急性肺水肿。

（三）主要病因及诱因

急性心肌梗死的基本病因是冠脉粥样硬化。造成一支或多支管腔狭窄和心肌血供不足，而侧支循环未建立。在此基础上，一旦血供急剧减少或中断，使心肌严重而持久地急性缺血达20～30分钟以上，即可发生急性心肌梗死。

促使斑块破溃出血及血栓形成的诱因：①晨起 6 时至 12 时，交感神经活动增加，机体应激反应增强，心肌收缩力增强，心率增快，血压增高，冠状动脉张力增高。②饱餐特别是进食多量高脂饮食后。③重体力劳动、情绪过分激动、血压急剧升高或用力排便。④休克、脱水、出血、外科手术或严重心律失常。

(四)临床表现

与梗死的面积大小、部位、冠状动脉侧支循环情况密切相关。

1.先兆

50%～81.2%的患者在发病前数天有乏力、胸部不适、活动时心悸、气急、烦躁、心绞痛等前驱症状。以初发心绞痛或原有心绞痛加重为最突出。心绞痛发作较以往频繁、程度较剧、持续较久、硝酸甘油疗效差、诱发因素不明显。

2.症状

(1)疼痛：出现最早、最突出，多发生于清晨，尤其是晨间运动或排便时。疼痛的性质和部位与心绞痛相似，但程度更剧烈，多伴有大汗、烦躁不安、恐惧及濒死感，持续时间可达数小时或数天，休息和服用硝酸甘油不缓解。部分患者疼痛可向上腹部放射，而被误诊为急腹症或因疼痛向下颌、颈部、背部放射而误诊为其他疾病。少数患者无疼痛，一开始即表现为休克或急性心力衰竭。

(2)全身症状：一般在疼痛发生后 24～48 小时出现发热、心动过速、白细胞计数增高和/或血沉增快等。体温可升高至 38 ℃左右，很少超过 39 ℃，持续约 1 周。

(3)胃肠道症状：疼痛剧烈时常伴恶心、呕吐、上腹胀痛。也可有肠胀气或呃逆。

(4)心律失常：75%～95%的患者在起病 1～2 天内可发生心律失常，24 小时内最多见。

(5)低血压和休克：疼痛发作期间血压下降常见，但未必是休克，如疼痛缓解而收缩压仍低于 10.7 kPa(80 mmHg)，且患者表现为烦躁不安、面色苍白、皮肤湿冷、脉细而快、大汗淋漓、少尿、神志迟钝甚至晕厥者为休克表现。

(6)心力衰竭：发生率为 32%～48%，主要为急性左心衰。表现为呼吸困难、咳嗽、发绀、烦躁等症状，重者可发生肺水肿。随后可发生颈静脉怒张、肝大、水肿等右心衰竭表现，伴血压下降。

3.体征

心率多增快，也可减慢，心律不齐。心尖部第一心音减弱，可闻及"奔马律"；除急性心肌梗死早期血压可增高外，几乎所有患者都有血压下降。

4.并发症

乳头肌功能失调或断裂、心脏破裂、栓塞、心室壁瘤、心肌梗死后综合征等。

（五）辅助检查

1.心电图

（1）ST 段抬高性心肌梗死心电图的特点：①ST 段抬高呈弓背向上型，在面向坏死区周围心肌损伤区的导联上出现。②宽而深的 Q 波（病理性 Q 波），在面向透壁心肌坏死区的导联上出现。③T 波倒置，在面向损伤区周围心肌缺血区的导联上出现。

（2）非 ST 段抬高性心肌梗死心电图的特点：①无病理性 Q 波，有普遍性 ST 段压低 $\geqslant 0.1$ mV，但 aVR 导联 ST 段抬高，或有对称性 T 波倒置，为心内膜下心肌梗死所致。②无病理性 Q 波，也无 ST 段变化，仅有 T 波倒置变化。

（3）动态性改变：ST 段抬高心肌梗死的心电图演变过程如下。①在起病数小时内可无异常或出现异常高大的两支不对称的 T 波，为超急性期改变。②数小时后，ST 段明显抬高，弓背向上，与直立的 T 波连接，形成单向曲线；数小时至 2 天内出现病理性 Q 波，同时 R 波减低，为急性期改变。③如果早期不进行治疗干预，抬高的 ST 段可在数日至 2 周内逐渐回到基线水平，T 波逐渐平坦或倒置，为亚急性期改变。④数周至数月后，T 波呈 V 形倒置，两支对称，为慢性期改变。T 波倒置可永久存在，也可在数月至数年内逐渐恢复。

2.超声心动图

二维和 M 型超声心动图有助于了解心室壁的运动和左心室功能，诊断室壁瘤和乳头肌功能失调等。

3.放射性核检查

可显示心肌梗死的部位与范围，观察左心室壁的运动和左心室射血分数，有助于判定心室的功能，诊断梗死后造成的室壁运动失调和心室壁瘤。

（六）治疗原则

尽早使心肌血液再灌注（到达医院后 30 分钟内开始溶栓或 90 分钟内行介入治疗），以挽救濒死的心肌，防止梗死面积扩大和缩小心肌缺血范围，保护和维持心脏功能，及时处理严重的心律失常、泵衰竭和各种并发症，防治猝死，注重二级预防。

1.一般治疗

（1）休息：患者未行再灌注治疗前，应绝对卧床休息，保持环境安静，防止不良刺激,解除焦虑。

(2)给氧:常规吸氧。

(3)监测:急性期应常规安置于心脏重症监护病房,进行心电、血压、呼吸监测3～5天,除颤仪处于随时备用状态。

(4)建立静脉通道:保持给药途径畅通。

2.药物治疗

(1)吗啡或哌替啶:吗啡2～4 mg或哌替啶50～100 mg肌内注射解除疼痛,必要时5～10分钟后重复。注意防止低血压和呼吸功能抑制。

(2)硝酸酯类药物:通过扩张冠状动脉增加冠状动脉血流以增加静脉容量。但下壁心肌梗死、可疑右室心肌梗死或明显低血压[收缩压低于12.0 kPa(90 mmHg)]的患者,不适合使用。

(3)阿司匹林:无禁忌者立即口服水溶性阿司匹林或嚼服肠溶性阿司匹林。一般首次剂量达到150～300 mg,每天1次;3天后,75～150 mg,每天1次,长期维持。

3.再灌注心肌

(1)经皮冠状动脉介入治疗(percutaneous coronary intervention,PCI):有条件的医院对具备适应证的患者应尽快实施PCI,可获得更好的治疗效果。

(2)溶栓疗法:无条件实行介入治疗或延误再灌注时机者,无禁忌证者应立即(接诊后30分钟之内)溶栓治疗。发病3小时内,心肌梗死溶栓治疗血流完全灌注率高,获益最大。年龄≥75岁者选择溶栓应慎重,并酌情减少溶栓药物剂量。

二、护理评估

(一)一般评估

1.本次发病特点与目前病情

评估患者此次发病有无明显的诱因,胸痛发作的特征,尤其是起病的时间、疼痛剧烈程度、是否进行性加重,有无恶心、呕吐、乏力、头晕、呼吸困难等伴随症状,是否有心律失常、休克、心力衰竭的表现。

2.患病及治疗经过

评估患者有无心绞痛发作史,患病的起始时间,患病后的诊治过程,是否遵医嘱治疗,目前用药及有关的检查等。

3.危险因素评估

包括患者的年龄、性别、职业;有无家族史;了解患者有无肥胖、血脂异常、高血压、糖尿病等危险因素;有无摄入高脂饮食、吸烟等不良生活习惯,是否有充足的睡眠,有无锻炼身体的习惯;排便情况;了解工作与生活压力情况及性格特征等。

(二)身体评估

1.一般状态

观察患者的精神意识状态,尤其注意有无面色苍白、表情痛苦、大汗或神志模糊、反应迟钝甚至晕厥等表现。

2.生命体征

观察体温、脉搏、呼吸、血压有无异常及异常程度。

3.心脏听诊

注意心率、心律、心音的变化,有无奔马律、心脏杂音及肺部啰音等。

(三)心理-社会评估

急性心肌梗死时患者胸痛程度异常剧烈,可有濒死感,或行紧急溶栓、介入治疗,由此产生恐惧心理。由于心肌梗死使患者活动耐力和自理能力下降,生活上需要照顾,如患者入住冠心病重症监护室(CCU),面对一系列的检查和治疗,加上对预后的担心、对工作与生活的影响等,易产生焦虑。

(四)辅助检查结果的评估

1.心电图

是否有心肌梗死的特征性、动态性变化,对心肌梗死者应加做右胸导联,判断有无右心室梗死。连续心电监测有无心律失常等。

2.血液检查

定时抽血检测血清心肌标志物;评估血常规检查有无白细胞计数增高及血清电解质、血糖、血脂等异常。

(五)常用药物治疗效果的评估

1.硝酸酯类

遵医嘱给予舌下含化硝酸甘油,动态评估患者胸疼是否缓解,注意血压及心电图的变化。

2.β受体阻滞剂

评估患者是否知晓本药不可以随意停药或漏服,否则可引起心绞痛加剧或心肌梗死。交代患者饭前服,以保证药物疗效及患者安全用药。用药过程中的心率、血压、心电图检测,是否有诱发心衰的可能性。

3.血管紧张素转换酶抑制剂(ACEI)

本药常有刺激性干咳,具有适量降低血压作用,防止心室重塑,预防心力衰竭。注意是否出现肾小球滤过率降低引起尿少。评估其有效性。出现干咳时，应评估干咳的原因,可能由以下因素引起。

(1)ACEI 本身引起。

(2)肺内感染引起,本原因引起的干咳往往伴有气促。

(3)心衰时也可引起干咳。

三、主要护理诊断/问题

(一)疼痛

胸痛:与心肌缺血坏死有关。

(二)活动无耐力

与氧的供需失调有关。

(三)有便秘的危险

与进食少、活动少、不习惯床上大小便有关。

(四)潜在并发症

心力衰竭、猝死。

四、护理措施

(一)休息指导

发病 12 小时内应绝对卧床休息,保持环境安静,限制探视,并告知患者和家属,休息可以降低心肌耗氧量和交感神经兴奋性,有利于缓解疼痛,以取得合作。

(二)饮食指导

起病后 4～12 小时内给予流质饮食,以减轻胃扩张。随后过渡到低脂、低胆固醇清淡饮食,提倡少食多餐。

(三)给氧

鼻导管给氧,氧流量 2～5 L/min,以增加心肌氧的供应,减轻缺血和疼痛。

(四)心理护理

疼痛发作时应有专人陪伴,允许患者表达内心感受,给予心理支持,鼓励患者树立战胜疾病的信心。告知患者住进 CCU 后病情的任何变化都在医护人员的严密监护下,并能得到及时的治疗,以缓解患者的恐惧心理。简明扼要地解释疾病过程与治疗配合,说明不良情绪会增加心肌耗氧量而不利于病情的控制。

医护人员应紧张有序地工作,避免忙乱给患者带来的不安全感。监护仪器的报警声应尽量调低,以免影响患者休息,增加患者心理负担。

(五)止痛治疗的护理

遵医嘱给予吗啡或哌替啶止痛,注意有无呼吸抑制等不良反应。给予硝酸酯类药物时应随时检测血压的变化,维持收缩压在 13.3 kPa(100 mmHg)及以上。

(六)溶栓治疗的护理

(1)询问患者是否有溶栓禁忌证。

(2)协助医师做好溶栓前血常规、出凝血时间和血型等检查。

(3)迅速建立静脉通路,遵医嘱正确给予溶栓药物,注意观察有无不良反应:①变态反应,表现为寒战、发热、皮疹等;②低血压;③出血,包括皮肤黏膜出血、血尿、便血、咯血、颅内出血等,一旦出现应紧急处理。

(4)溶栓疗效观察,可根据下列指标间接判断溶栓是否成功:①胸痛 2 小时内基本消失;②心电图 ST 段 2 小时内回降＞50％;③2 小时内出现再灌注性心律失常;④cTnI 或 cTnT 峰值提前至发病后 12 小时内,血清 CK-MB 峰值提前出现(14 小时以内)。上述 4 项中②和④最重要。也可根据冠脉造影直接判断溶栓是否成功。

(七)健康教育

除参见"心绞痛"的健康教育外,还应注意以下几点。

1.疾病知识指导

指导患者积极进行二级预防,防止再次梗死和其他心血管事件。急性心肌梗死恢复后的患者应调节饮食,可减少复发,即低饱和脂肪和低胆固醇饮食,要求饱和脂肪占总热量的 7％以下,胆固醇＜200 mg/d。戒烟是心肌梗死后的二级预防中的重要措施,研究表明,急性心肌梗死后患者继续吸烟,再梗死和死亡的危险增高 22％～47％,每次随诊都必须了解并登记吸烟情况,积极劝导患者戒烟,并实施戒烟计划。

2.心理指导

心肌梗死后患者的焦虑情绪多来自对今后工作及生活质量的担心,应予以充分理解并指导患者保持乐观、平和的心情,正确对待自己的病情。告诉家属对患者要积极配合与支持,为其创造一个良好的身心修养环境,生活中避免对其施加压力,当患者出现紧张、焦虑或烦躁等不良情绪时,应给予理解和疏导,必要时争取患者工作单位领导和同事的支持。

3.康复指导

加强运动康复锻炼,与患者一起制订个体化运动处方,指导患者出院后的运动康复训练。个人卫生、家务劳动、娱乐活动等也对患者有益。无并发症的患者,心肌梗死后6~8周可恢复性生活,性生活以不出现心率、呼吸增快持续20~30分钟,胸痛、心悸持续时间不超过15分钟为宜。经2~4个月体力活动锻炼后,酌情恢复部分或轻体力工作。但对重体力劳动、驾驶员、高空作业及其他精神紧张或工作量过大的工种,应予以更换。

4.用药指导与病情监测

心肌梗死后患者因用药多、时间久、药品贵等,往往用药依从性低。需要采取形式多样的健康教育途径,应强调药物治疗的必要性,指导患者按医嘱服药,列举不遵医行为导致严重后果的病例,让患者认识到遵医用药的重要性,告知药物的用法、作用和不良反应,并教会患者定时测脉搏、血压,发护嘱卡或个人用药手册,定期电话随访,使患者"知、信、行"统一,提高用药依从性。若胸痛发作频繁、程度较重、时间较长,服用硝酸酯制剂疗效较差时,提示急性心血管事件,应及时就医。

5.照顾者指导

心肌梗死是心脏性猝死的高危因素,应教会家属心肺复苏的基本技术以备急用。

6.及时就诊的指标

(1)胸口剧痛。

(2)剧痛放射至头、手臂、下颌。

(3)出现出汗、恶心甚至气促。

(4)自测脉搏<60次/分,应该暂停服药,及时来院就诊。

五、护理效果评估

(1)患者主诉疼痛症状消失。

(2)能叙述限制最大活动量的指征,参与制订并遵循活动计划,活动过程中无并发症,主诉活动时耐力增强。

(3)能陈述预防便秘的措施,未发生便秘。

(4)未发生猝死,或发生致命性心律失常时得到了及时发现和处理。

(5)能自觉避免心力衰竭的诱发因素,未发生心力衰竭或心力衰竭得到了及时发现和处理。

第三章

呼吸内科护理

第一节　肺　炎

一、概述

(一)疾病概述

肺炎是指终末气道、肺泡和肺间质的炎症,可由病原微生物、理化因素、免疫损伤、过敏及药物所致。细菌性肺炎是最常见的肺炎,也是最常见的感染性疾病之一。在抗菌药物应用以前,细菌性肺炎对儿童及老年人的健康威胁极大,抗菌药物的出现及发展曾一度使肺炎病死率明显下降。但近年来,尽管应用强力的抗菌药物和有效的疫苗,肺炎总的病死率却不再降低,甚至有所上升。

(二)肺炎分类

肺炎可按解剖、病因或患病环境加以分类。

1.解剖分类

(1)大叶性(肺泡性):肺炎病原体先在肺泡引起炎症,经肺泡间孔(Cohn孔)向其他肺泡扩散,致使部分肺段或整个肺段、肺叶发生炎症改变。典型者表现为肺实质炎症,通常并不累及支气管。致病菌多为肺炎链球菌。X线胸片显示肺叶或肺段的实变阴影。

(2)小叶性(支气管性):肺炎病原体经支气管入侵,引起细支气管、终末细支气管及肺泡的炎症,常继发于其他疾病,如支气管炎、支气管扩张、上呼吸道病毒感染以及需要长期卧床的危重病。其病原体有肺炎链球菌、葡萄球菌、病毒、肺炎支原体以及军团菌等。支气管腔内有分泌物,故常可闻及湿啰音,无实变的体征。X线胸片显示为沿肺纹理分布的不规则斑片状阴影,边缘密度浅而模糊,无实变征象,肺下叶常受累。

(3)间质性肺炎:以肺间质为主的炎症,可由细菌、支原体、衣原体、病毒或肺孢子菌等引起。它累及支气管壁以及支气管周围,有肺泡壁增生及间质水肿,因病变仅在肺间质,故呼吸道症状较轻,异常体征较少。X线胸片通常表现为一侧或双侧肺下部的不规则条索状阴影,从肺门向外伸展,可呈网状,其间可有小片肺不张阴影。

2.病因分类

(1)细菌性肺炎:如肺炎链球菌、金黄色葡萄球菌、甲型溶血性链球菌、肺炎克雷伯杆菌、流感嗜血杆菌、铜绿假单胞菌肺炎等。

(2)非典型病原体所致肺炎:如军团菌、支原体和衣原体肺炎等。

(3)病毒性肺炎:如冠状病毒、腺病毒、呼吸道合胞病毒、流感病毒、麻疹病毒、巨细胞病毒、单纯疱疹病毒肺炎等。

(4)肺真菌病:如白念珠菌、曲霉菌、隐球菌、肺孢子菌肺炎等。

(5)其他病原体所致肺炎:如立克次体(如 Q 热立克次体)、弓形虫(如鼠弓形虫)、寄生虫(如肺包虫、肺吸虫、肺血吸虫)肺炎等。

(6)理化因素所致的肺炎:如放射性损伤引起的放射性肺炎,胃酸吸入引起的化学性肺炎,或对吸入或内源性脂类物质产生炎症反应的类脂性肺炎等。

3.患病环境分类

由于细菌学检查阳性率低,培养结果滞后,病因分类在临床上应用较为困难,目前多按肺炎的获得环境分成两类,有利于指导经验治疗。

(1)社区获得性肺炎(community acquired pneumonia,CAP)是指在医院外罹患的感染性肺实质炎症,包括具有明确潜伏期的病原体感染而在入院后平均潜伏期内发病的肺炎。其临床诊断依据是:①新近出现的咳嗽、咳痰或原有呼吸道疾病症状加重,并出现脓性痰,伴或不伴胸痛。②发热。③肺实变体征和/或闻及湿啰音。④WBC$>10\times10^9$/L 或$<4\times10^9$/L,伴或不伴中性粒细胞核左移。⑤胸部 X 线检查显示片状、斑片状浸润性阴影或间质性改变,伴或不伴胸腔积液。以上(1)~(4)项中任何 1 项加第(5)项,除外非感染性疾病可做出诊断。CAP 常见病原体为肺炎链球菌、支原体、衣原体、流感嗜血杆菌和呼吸道病毒(甲、乙型流感病毒,腺病毒、呼吸合胞病毒和副流感病毒)等。

(2)医院获得性肺炎(hospital acquired pneumonia,HAP)亦称医院内肺炎,是指患者入院时不存在,也不处于潜伏期,而于入院 48 小时后在医院(包括老年护理院、康复院等)内发生的肺炎。HAP 还包括呼吸机相关性肺炎(ventilator associated pneumonia，VAP)和卫生保健相关性肺炎（healthcare associated pneumonia，HCAP)。其临床诊断依据是 X 线检查出现新的或进展的肺部浸润影加上下列三个临床征候中的两个或以上即可诊断为肺炎：①发热超过 38 ℃。②血白细胞计数增多或减少。③脓性气道分泌物。但 HAP 的临床表现、实验室和影像学检查特异性低，应注意与肺不张、心力衰竭和肺水肿、基础疾病肺侵犯、药物性肺损伤、肺栓塞和急性呼吸窘迫综合征等相鉴别。无感染高危因素患者的常见病原体依次为肺炎链球菌、流感嗜血杆菌、金黄色葡萄球菌、大肠埃希菌、肺炎克雷伯杆菌、不动杆菌属等；有感染高危因素患者为铜绿假单胞菌、肠杆菌属、肺炎克雷伯杆菌等，金黄色葡萄球菌的感染有明显增加的趋势。

(三)肺炎发病机制

正常的呼吸道免疫防御机制（支气管内黏液-纤毛运载系统、肺泡巨噬细胞等细胞防御的完整性等)使气管隆凸以下的呼吸道保持无菌。是否发生肺炎取决于两个因素：病原体和宿主因素。如果病原体数量多，毒力强和/或宿主呼吸道局部和全身免疫防御系统损害，即可发生肺炎。病原体可通过下列途径引起肺炎：①空气吸入；②血行播散；③邻近感染部位的蔓延；④上呼吸道定植菌的误吸。肺炎还可通过误吸胃肠道的定植菌（胃食管反流)和通过人工气道吸入环境中的致病菌引起。病原体直接抵达下呼吸道后，滋生繁殖，引起肺泡毛细血管充血、水肿，肺泡内纤维蛋白渗出及细胞浸润。除了金黄色葡萄球菌、铜绿假单胞菌和肺炎克雷伯杆菌等可引起肺组织的坏死性病变易形成空洞外，肺炎治愈后多不遗留瘢痕，肺的结构与功能均可恢复。

二、几种常见病原体所致肺炎

不同病原体所致肺炎在临床表现、辅助检查及治疗要点等方面均有差异。

(一)肺炎链球菌肺炎

肺炎链球菌肺炎是由肺炎链球菌（或称肺炎球菌)所引起的肺炎，约占社区获得性肺炎的半数。

1.临床表现

(1)症状：发病前常有受凉、淋雨、疲劳、醉酒、病毒感染史，多有上呼吸道感染的前驱症状。起病多急骤，高热、寒战，全身肌肉酸痛，体温通常在数小时内升至 39～40 ℃，高峰在下午或傍晚，或呈稽留热，脉率随之增速。可有患侧胸部疼痛，放射到肩部或腹部，咳嗽或深呼吸时加剧。痰少，可带血或呈铁锈色，胃纳锐减，偶有恶心、呕吐、腹痛或腹泻，易被误诊为急腹症。

（2）体征：患者呈急性热病容，面颊绯红，鼻翼扇动，皮肤灼热、干燥，口角及鼻周有单纯疱疹；病变广泛时可出现发绀。有败血症者，可出现皮肤、黏膜出血点，巩膜黄染。早期肺部体征无明显异常，仅有胸廓呼吸运动幅度减小，叩诊稍浊，听诊可有呼吸音减低及胸膜摩擦音。肺实变时叩诊浊音、触诊语颤增强并可闻及支气管呼吸音。消散期可闻及湿啰音。心率增快，有时心律不齐。重症患者有肠胀气，上腹部压痛多与炎症累及膈胸膜有关。重症感染时可伴休克、急性呼吸窘迫综合征及神经精神症状，表现为神志模糊、烦躁、呼吸困难、嗜睡、谵妄、昏迷等。累及脑膜时有颈抵抗及病理性反射。

本病自然病程1～2周。发病5～10天，体温可自行骤降或逐渐消退；使用有效的抗菌药物后可使体温在1～3天内恢复正常。患者的其他症状与体征亦随之逐渐消失。

（3）并发症：肺炎链球菌肺炎的并发症近年来已很少见。严重败血症或毒血症患者易发生感染性休克，尤其是老年人。表现为血压降低、四肢厥冷、多汗、发热、心动过速、心律失常等，而高热、胸痛、咳嗽等症状并不突出。其他并发症有胸膜炎、脓胸、心包炎、脑膜炎和关节炎等。

2.辅助检查

（1）血液检查：血白细胞计数（10～20）×10^9/L，中性粒细胞多在80%以上，并有核左移，细胞内可见中毒颗粒。年老体弱、酗酒、免疫功能低下者的白细胞计数可不增高，但中性粒细胞的百分比仍增高。

（2）细菌学检查：痰直接涂片做革兰染色及荚膜染色镜检，如发现典型的革兰染色阳性、带荚膜的双球菌或链球菌，即可初步做出病原诊断。痰培养24～48小时可以确定病原体。聚合酶链反应（PCR）检测及荧光标记抗体检测可提高病原学诊断率。痰标本送检应注意器皿洁净无菌，在抗菌药物应用之前漱口后采集，取深部咳出的脓性或铁锈色痰。10%～20%患者合并菌血症，故重症肺炎应做血培养。

（3）X线检查：早期仅见肺纹理增粗，或受累的肺段、肺叶稍模糊。随着病情进展，肺泡内充满炎性渗出物，表现为大片炎症浸润阴影或实变影，在实变阴影中可见支气管充气征，肋膈角可有少量胸腔积液。在消散期，胸部X线显示炎性浸润逐渐吸收，可有片状区域吸收较快，呈现"假空洞"征，多数病例在起病3～4周后才完全消散。老年患者肺炎病灶消散较慢，容易出现吸收不完全而成为机化性肺炎的情况。

3.治疗要点

(1)抗菌药物治疗:一经诊断即应给予抗菌药物治疗,不必等待细菌培养结果。首选青霉素 G,用药途径及剂量视病情轻重及有无并发症而定:对于成年轻症患者,可用 240 万 U/d,分 3 次肌内注射,或用普鲁卡因青霉素,每 12 小时肌内注射 60 万 U。病情稍重者,宜用青霉素 G 240 万～480 万 U/d,分次静脉滴注,每 6～8 小时 1 次;重症及并发脑膜炎者,可增至 1 000 万～3 000 万 U/d,分 4 次静脉滴注。对青霉素过敏者,耐青霉素或多重耐药菌株感染者,可用喹诺酮类、头孢噻肟或头孢曲松等药物,多重耐药菌株感染者可用万古霉素、替考拉宁等。

(2)支持疗法:患者应卧床休息,注意补充足够蛋白质、热量及维生素。密切监测病情变化,注意防止休克。剧烈胸痛者,可酌用少量镇痛药,如可卡因 15 mg。不用阿司匹林或其他解热药,以免过度出汗、脱水及干扰真实热型,导致临床判断错误。鼓励饮水每天 1～2 L,轻症患者不需常规静脉输液,确有失水者可输液,保持尿比重在 1.020 以下,血清钠保持在 145 mmol/L 以下。中等或重症患者[PaO_2<8.0 kPa(60 mmHg)或有发绀]应给予吸氧。若有明显麻痹性肠梗阻或胃扩张,应暂时禁食、禁饮和胃肠减压,直至肠蠕动恢复。烦躁不安、谵妄、失眠者酌用地西泮 5 mg 或水合氯醛 1～1.5 g,禁用抑制呼吸的镇静药。

(3)并发症的处理:经抗菌药物治疗后,高热常在 24 小时内消退,或数日内逐渐下降。若体温降而复升或 3 天后仍不降者,应考虑肺炎链球菌的肺外感染,如脓胸、心包炎或关节炎等。持续发热的其他原因尚有耐青霉素的肺炎链球菌(PRSP)或混合细菌感染、药物热或并存其他疾病。肿瘤或异物阻塞支气管时,经治疗后肺炎虽可消散,但阻塞因素未除,肺炎可再次出现。10%～20%肺炎链球菌肺炎伴发胸腔积液者,应酌情取胸液检查及培养以确定其性质。若治疗不当,约 5%的患者并发脓胸,应积极排脓引流。

(二)葡萄球菌肺炎

葡萄球菌肺炎是由葡萄球菌引起的急性肺化脓性炎症。常发生于有基础疾病如糖尿病、血液病、艾滋病、肝病、营养不良、酒精中毒、静脉吸毒或原有支气管肺疾病者。儿童患流感或麻疹时也易罹患。多急骤起病,高热、寒战、胸痛,痰脓性,可早期出现循环衰竭。X 线表现为坏死性肺炎,如肺脓肿、肺气囊肿和脓胸。若治疗不及时或不当,病死率甚高。

1.临床表现

(1)症状:本病起病多急骤,寒战、高热,体温多高达 39～40 ℃,胸痛,痰脓性,量多,带血丝或呈脓血状。毒血症状明显,全身肌肉、关节酸痛,体质衰弱,精神萎靡,病情严重者可早期出现周围循环衰竭。院内感染者通常起病较隐袭,体温逐渐上升。老年人症状可不典型。血源性葡萄球菌肺炎常有皮肤伤口、疖、痈和中心静脉导管置入等,或有静脉吸毒史,咳脓性痰较少见。

(2)体征:早期可无体征,常与严重的中毒症状和呼吸道症状不平行,其后可出现两肺散在性湿啰音。病变较大或融合时可有肺实变体征,气胸或脓气胸则有相应体征。血源性葡萄球菌肺炎应注意肺外病灶,静脉吸毒者多有皮肤针口和三尖瓣赘生物,可闻及心脏杂音。

2.辅助检查

(1)血液检查:外周血白细胞计数明显升高,中性粒细胞比例增加,核左移。

(2)X线检查:胸部 X 线显示肺段或肺叶实变,可形成空洞,或呈小叶状浸润,其中有单个或多发的液气囊腔。另一特征是 X 线阴影的易变性,表现为一处炎性浸润消失而在另一处出现新的病灶,或很小的单一病灶发展为大片阴影。治疗有效时,病变消散,阴影密度逐渐减低,2～4 周后病变完全消失,偶可遗留少许条索状阴影或肺纹理增多等。

3.治疗要点

强调应早期清除引流原发病灶,选用敏感的抗菌药物。近年来,金黄色葡萄球菌对青霉素 G 的耐药率已高达 90% 左右,因此,可选用耐青霉素酶的半合成青霉素或头孢菌素,如苯唑西林钠、氯唑西林、头孢呋辛钠等,联合氨基糖苷类,如阿米卡星等,亦有较好疗效。阿莫西林、氨苄西林与酶抑制剂组成的复方制剂对产酶金黄色葡萄球菌有效,亦可选用。对于 MRSA,则应选用万古霉素、替考拉宁等,近年国外还应用链阳霉素和噁唑烷酮类药物(如利奈唑胺)。万古霉素 1～2 g/d 静脉滴注,或替考拉宁首日 0.8 g 静脉滴注,以后 0.4 g/d,偶有药物热、皮疹、静脉炎等不良反应。临床选择抗菌药物时可参考细菌培养的药物敏感试验。

(三)肺炎支原体肺炎

肺炎支原体肺炎是由肺炎支原体引起的呼吸道和肺部的急性炎症改变,常同时有咽炎、支气管炎和肺炎。支原体肺炎约占非细菌性肺炎的 1/3 以上,或各种原因引起的肺炎的 10%。秋冬季节发病较多,但季节性差异并不显著。

1.临床表现

潜伏期 2～3 周,通常起病较缓慢。症状主要为乏力、咽痛、头痛、咳嗽、发热、食欲缺乏、腹泻、肌痛、耳痛等。咳嗽多为阵发性刺激性呛咳,咳少量黏液。发热可持续 2～3 周,体温恢复正常后可能仍有咳嗽。偶伴有胸骨后疼痛。肺外表现更为常见,如皮炎(斑丘疹和多形红斑)等。体格检查可见咽部充血,儿童偶可并发鼓膜炎或中耳炎,有颈淋巴结肿大。胸部体格检查与肺部病变程度常不相称,可无明显体征。

2.辅助检查

(1)X线检查:胸部 X 线显示肺部多种形态的浸润影,呈节段性分布,以肺下野多见,有的从肺门附近向外伸展。病变常经 3～4 周后自行消散。部分患者出现少量胸腔积液。

(2)血常规检查:血白细胞总数正常或略增高,以中性粒细胞为主。

(3)病原体检查:起病 2 周后,约 2/3 的患者冷凝集试验阳性,滴度＞1：32,如果滴度逐步升高,更有诊断价值。约半数患者对链球菌 MG 凝集试验阳性。凝集试验为诊断肺炎支原体感染的传统实验方法,但其敏感性与特异性均不理想。血清支原体 IgM 抗体的测定(酶联免疫吸附试验最敏感,免疫荧光法特异性强,间接血凝法较实用)可进一步确诊。直接检测标本中肺炎支原体抗原,可用于临床早期快速诊断。单克隆抗体免疫印迹法、核酸杂交技术及 PCR 技术等具有高效、特异而敏感等优点,易于推广,对诊断肺炎支原体感染有重要价值。

3.治疗要点

早期使用适当抗菌药物可减轻症状及缩短病程。本病有自限性,多数病例不经治疗可自愈。大环内酯类抗菌药物为首选,如红霉素、罗红霉素和阿奇霉素。喹诺酮类如左氧氟沙星、加替沙星和莫西沙星等,四环素类也用于肺炎支原体肺炎的治疗。疗程一般 2～3 周。因肺炎支原体无细胞壁,青霉素或头孢菌素类等抗菌药物无效。对剧烈呛咳者,应适当给予镇咳药。若继发细菌感染,可根据痰病原学检查,选用针对性的抗菌药物治疗。

(四)肺炎衣原体肺炎

肺炎衣原体肺炎是由肺炎衣原体引起的急性肺部炎症,常累及上下呼吸道,可引起咽炎、喉炎、扁桃体炎、鼻窦炎、支气管炎和肺炎。常在聚居场所的人群中流行,如军队、学校、家庭,通常感染所有的家庭成员,但 3 岁以下的儿童患病较少。

1.临床表现

起病多隐袭,早期表现为上呼吸道感染症状。临床上与支原体肺炎颇为相似。通常症状较轻,发热、寒战、肌痛、干咳、非胸膜炎性胸痛、头痛、不适和乏力。少有咯血。发生咽喉炎者表现为咽喉痛、声音嘶哑,有些患者可表现为双阶段病程:开始表现为咽炎,经对症处理好转,1～3 周后又发生肺炎或支气管炎,咳嗽加重。少数患者可无症状。肺炎衣原体感染时也可伴有肺外表现,如中耳炎、关节炎、甲状腺炎、脑炎、吉兰-巴雷综合征等。体格检查肺部偶闻湿啰音,随肺炎病变加重湿啰音可变得明显。

2.辅助检查

(1)血常规检查:血白细胞计数正常或稍高,血沉加快。

(2)病原体检查:可从痰、咽拭子、咽喉分泌物、支气管肺泡灌洗液中直接分离肺炎衣原体。也可用 PCR 方法对呼吸道标本进行 DNA 扩增。原发感染者,早期可检测血清 IgM,急性期血清标本如 IgM 抗体滴度多 1∶16 或急性期和恢复期的双份血清 IgM 或 IgG 抗体有 4 倍以上的升高。再感染者 IgG 滴度 1∶512或 4 倍增高,或恢复期 IgM 有较大的升高。咽拭子分离出肺炎衣原体是诊断的金标准。

(3)X 线检查:X 线胸片表现以单侧、下叶肺泡渗出为主,可有少到中量的胸腔积液,多在疾病的早期出现。肺炎衣原体肺炎常可发展成双侧,表现为肺间质和肺泡渗出混合存在,病变可持续几周。原发感染的患者胸片表现多为肺泡渗出,再感染者则为肺泡渗出和间质病变混合型。

3.治疗要点

肺炎衣原体肺炎首选红霉素,亦可选用多西环素或克拉霉素,疗程均为14～21 天。阿奇霉素0.5 g/d,连用 5 天。氟喹诺酮类也可选用。对发热、干咳、头痛等可对症治疗。

(五)病毒性肺炎

病毒性肺炎是由上呼吸道病毒感染,向下蔓延所致的肺部炎症。可发生在免疫功能正常或抑制的儿童和成人。本病大多发生于冬春季节,暴发或散发流行。密切接触的人群或有心肺疾病者容易罹患。社区获得性肺炎住院患者约 8%为病毒性肺炎。婴幼儿、老人、原有慢性心肺疾病者或妊娠妇女病情较重,甚至会死亡。

1.临床表现

好发于病毒疾病流行季节,临床症状通常较轻,与支原体肺炎的症状相似,但起病较急,发热、头痛、全身酸痛、倦怠等症状较突出,常在急性流感症状尚未消退时,即出现咳嗽、少痰或白色黏液痰、咽痛等呼吸道症状。小儿或老年人易发生重症病毒性肺炎,表现为呼吸困难、发绀、嗜睡、精神萎靡,甚至发生休克、心力衰竭和呼吸衰竭等合并症,也可发生急性呼吸窘迫综合征。本病常无显著的胸部体征,病情严重者有呼吸浅速、心率增快、发绀及肺部干、湿啰音。

2.辅助检查

(1)血常规检查:白细胞计数正常、稍高或偏低,血沉通常在正常范围。

(2)病原体检查:痰涂片所见的白细胞以单核细胞居多,痰培养常无致病细菌生长。

(3)X线检查:胸部X线检查可见肺纹理增多,小片状浸润或广泛浸润,病情严重者显示双肺弥散性结节性浸润,但大叶实变及胸腔积液者均不多见。病毒性肺炎的致病原不同,其X线征象亦有不同的特征。

3.治疗要点

以对症为主,卧床休息,居室保持空气流通,注意隔离消毒,预防交叉感染。给予足量维生素及蛋白质,多饮水及少量多次进软食,酌情静脉输液及吸氧。保持呼吸道通畅,及时消除上呼吸道分泌物等。

原则上不宜应用抗菌药物预防继发性细菌感染,一旦明确已合并细菌感染,应及时选用敏感的抗菌药物。

目前已证实较有效的病毒抑制药物如下。①利巴韦林具有广谱抗病毒活性,包括呼吸道合胞病毒、腺病毒、副流感病毒和流感病毒。0.8~1.0 g/d,分3或4次服用;静脉滴注或肌内注射每天10~15 mg/kg,分2次。亦可用雾化吸入,每次10~30 mg,加蒸馏水30 mL,每天2次,连续5~7天。②阿昔洛韦:具有广谱、强效和起效快的特点。临床用于疱疹病毒、水痘病毒感染。尤其对免疫缺陷或应用免疫抑制剂者应尽早应用。每次5 mg/kg,静脉滴注,一日3次,连续给药7天。③更昔洛韦:可抑制DNA合成。主要用于巨细胞病毒感染,7.5~15 mg/(kg·d),连用10~15天。④奥司他韦:为神经氨酸酶抑制剂,对甲、乙型流感病毒均有很好作用,耐药发生率低,75 mg,每天2次,连用5天。⑤阿糖腺苷:具有广泛的抗病毒作用。多用于治疗免疫缺陷患者的疱疹病毒与水痘病毒感染,5~15 mg/(kg·d),静脉滴注,每10~14天为1疗程。⑥金刚烷胺:有阻止某些病毒进入人体细胞及退热作用。临床用于流感病毒等感染。成人量每次100 mg,晨晚各1次,连用3~5天。

(六)肺真菌病

肺真菌病是最常见的深部真菌病。近年来由于广谱抗菌药物、糖皮质激素、细胞毒性药物及免疫抑制剂的广泛使用,器官移植的开展,以及免疫缺陷病如艾滋病增多,肺真菌病有增多的趋势。真菌多在土壤中生长,孢子飞扬于空气中,被吸入到肺部引起肺真菌病(外源性)。有些真菌为寄生菌,当机体免疫力下降时可引起感染。体内其他部位真菌感染亦可循淋巴或血液到肺部,为继发性肺真菌病。

1.临床表现

临床上表现为持续发热、咳嗽、咳痰(黏液痰或乳白色、棕黄色痰,也可有血痰)、胸痛、消瘦、乏力等症状。肺部体征无特异性改变。

2.辅助检查

肺真菌病的病理改变可有变态反应、化脓性炎症反应或形成慢性肉芽肿。胸部 X 线表现无特征性可为支气管肺炎、大叶性肺炎、单发或多发结节,乃至肿块状阴影和空洞。病理学诊断仍是肺真菌病的金标准。

3.治疗要点

轻症患者经去除诱因后病情常能逐渐好转,念珠菌感染常使用氟康唑、氟胞嘧啶治疗,肺曲霉素病首选两性霉素 B。肺真菌病重在预防,合理使用抗生素、糖皮质激素,改善营养状况加强口及鼻腔的清洁护理,是减少肺真菌病的主要措施。

三、护理评估

(一)病因评估

主要评估患者发病史与健康史,询问与本病发生相关的因素,如有无受凉、淋雨、劳累等诱因;有无上呼吸道感染史;有无慢性阻塞性肺疾病、糖尿病等慢性基础疾病;是否吸烟及吸烟量;是否长期使用激素、免疫抑制剂等。

(二)一般评估

1.生命体征

有无心率加快、脉搏细速、血压下降、脉压变小、体温不升、高热、呼吸困难等。

2.患者主诉

有无畏寒、发热、咳嗽、咳痰、胸痛、呼吸困难等症状。

3.精神和意识状态

有无精神萎靡、表情淡漠、烦躁不安、神志模糊等。

4.皮肤黏膜

有无发绀、肢端湿冷。

5.尿量

疑有休克者,测每小时尿量。

6.相关记录

体温、呼吸、血压、心率、意识、尿量(必要时记录出入量)以及痰液颜色、性状和量等情况。

(三)身体评估

1.视诊

观察患者有无急性面容和鼻翼扇动等表现;有无面颊绯红、口唇发绀;有无唇周疱疹;有无皮肤黏膜出血判断患者意识是否清楚;有无烦躁、嗜睡、惊厥和表情淡漠等意识障碍;患者呼吸时双侧呼吸运动是否对称,有无一侧胸式呼吸运动的增强或减弱;有无三凹征,有无呼吸频率加快或节律异常。

2.触诊

有无头颈部浅表淋巴结肿大与压痛,气管是否居中,双肺触诊语颤是否对称;有无胸膜摩擦感。

3.听诊

有无闻及肺泡呼吸音减弱或消失、异常支气管呼吸音、胸膜摩擦音和干、湿啰音等。

(四)心理-社会评估

患者在疾病治疗过程中的心理反应与需求,家庭及社会支持情况,引导患者正确配合疾病的治疗与护理。

(五)辅助检查结果评估

1.血常规检查

有无白细胞计数和中性粒细胞增高及核左移、淋巴细胞升高。

2.胸部 X 线检查

有无肺纹理增粗、炎性浸润影等。

3.痰培养

有无致病菌生长,药敏试验结果如何。

4.血气分析

是否有 PaO_2 降低和/或 $PaCO_2$ 升高。

(六)治疗常用药效果的评估

(1)应用抗生素的评估要点:①记录每次给药的时间与次数,评估有无按时,按量给药,是否足疗程。②评估用药后患者症状有否缓解。③评估用药后患者是否出现皮疹、呼吸困难等变态反应。④评估用药后患者有无胃肠道不适,使用氨基糖苷类抗生素注意有无肾、耳等不良反应。老年人或肾功能减退者应特别注意有无耳鸣、头晕、唇舌发麻等不良反应。⑤使用抗真菌药后,评估患者有无肝功能受损。

(2)使用血管活性药时,需密切监测与评估患者血压、心率情况及外周循环改善情况。评估药液有无外渗等。

四、主要护理诊断/问题

(一)体温过高

与肺部感染有关。

(二)清理呼吸道无效

与气道分泌物多、痰液黏稠、胸痛、咳嗽无力等有关。

(三)潜在并发症

感染性休克。

五、护理措施

(一)体温过高

1.休息和环境

患者应卧床休息。环境应保持安静、阳光充足、空气清新,室温为 18～20 ℃,相对湿度 55%～60%。

2.饮食

提供足够热量、蛋白质和维生素的流质或半流质食物,以补充高热引起的营养物质消耗。鼓励患者足量饮水(2～3 L/d)。

3.口腔护理

做好口腔护理,鼓励患者经常漱口;口唇疱疹者局部涂液体石蜡或抗病毒软膏。

4.病情观察

监测患者神志、体温、呼吸、脉搏、血压和尿量,做好记录,观察热型。重症肺炎不一定有高热,应重点观察儿童、老年人、久病体弱者的病情变化。

5.高热护理

寒战时注意保暖,及时添加被褥,给予热水袋时防止烫伤。高热时采用温水擦浴、冰袋、冰帽等物理降温措施,以逐渐降温为宜,防止虚脱。患者大汗时,及时协助擦汗和更换衣物,避免受凉。必要时遵医嘱使用退热药。必要时遵医嘱静脉补液,补充因发热丢失的水分和盐,加快毒素排泄的热量散发。心脏病或老年人应注意补液速度,避免过快导致急性肺水肿。

6.用药护理

遵医嘱及时使用抗生素,观察疗效和不良反应。如头孢唑啉钠(先锋 V)可有发热、皮疹、胃肠道不适,偶见白细胞计数减少和丙氨酸氨基转移酶增高。喹诺酮类药(氧氟沙星、环丙沙星)偶见皮疹、恶心等。注意氨基糖苷类抗生素有肾、耳毒性的不良反应,老年人或肾功能减退者应慎用或适当减量。

(二)清理呼吸道无效

1.痰液观察

观察痰液颜色、性质、气味和量,如肺炎球菌肺炎呈铁锈色痰,克雷伯杆菌肺炎典型痰液为砖红色胶冻状,厌氧菌感染者痰液多有恶臭味等。最好在用抗生素前留取痰标本,痰液采集后应在 10 分钟内接种培养。

2.鼓励患者有效咳嗽,清除呼吸道分泌物

痰液黏稠不易咳出者及年老体弱者,可给予翻身、拍背、雾化吸入、机械吸痰等协助排痰。

(三)潜在并发症(感染性休克)

1.密切观察病情

一旦出现休克先兆,应及时通知医师,准备药品,配合抢救。

2.体位

将患者安置在监护室,仰卧中凹位,抬高头胸部 20°、抬高下肢约 30°,有利于呼吸和静脉血回流,尽量减少搬动。

3.吸氧

迅速给予高流量吸氧。

4.尽快建立两条静脉通道

遵医嘱补液,以维持有效血容量,输液速度个体化,以中心静脉压作为调整补液速度的指标,中心静脉压$< 5\ cmH_2O$ 可适当加快输液速度,中心静脉压$\geq 10\ cmH_2O$时,输液速度则不宜过快,以免诱发急性左心衰。

5.纠正水、电解质和酸碱失衡

监测和纠正钾、钠、氯及酸碱失衡。纠正酸中毒常用 5% 的碳酸氢钠静脉滴注,但输液不宜过多过快。

6.血管活性药物

在输入多巴胺、间羟胺(阿拉明)等血管活性药物时,应根据血压随时调整滴速,维持收缩压在 12.0～13.3 kPa(90～100 mmHg),保证重要器官的血液供应,改善微循环。注意防止液体溢出血管外引起局部组织坏死。

7.糖皮质激素应用

激素有抗炎、抗休克的作用,亦可增强人体对有害刺激的耐受力,有利于缓解症状、改善病情及回升血压,可在有效抗生素使用的情况下短期应用,如氢化可的松 100～200 mg 或地塞米松 5～10 mg 静脉滴注,重症休克时可加大剂量。

8.控制感染

联合使用广谱抗生素时,注意观察药物疗效和不良反应。

9.健康指导

(1)疾病预防指导:避免上呼吸道感染、受凉、淋雨、吸烟、酗酒,防止过疲劳。尤其是免疫功能低下者(糖尿病、血液病、艾滋病、肝病、营养不良等)和慢性支气管炎、支气管扩张者。易感染人群如年老体弱者,慢性病患者可接种流感染疫苗、肺炎疫苗等,以预防发病。

(2)疾病知识指导:对患者与家属进行有关肺炎知识的教育,使其了解肺炎的病因和诱因。指导患者遵医嘱按疗程用药,出院后定期随访。慢性病、长期卧床、年老体弱者,应注意经常改变体位、翻身、拍背,咳出气道痰液。

(3)就诊指标:出现高热、心率增快、咳嗽、咳痰、胸痛等症状及时就诊。

第二节　慢性阻塞性肺疾病

一、概述

(一)疾病概念

慢性阻塞性肺疾病(chronic obstructive pulmonary disease,COPD)是一组以气流受限为特征的肺部疾病。气流受限不完全可逆,呈进行性发展,但是可以预防和治疗。COPD 主要累及肺部,但也可以引起肺外各器官的损害。

COPD 是呼吸系统疾病中的常见病和多发病,患病率和病死率均居高不下。近年来对我国 7 个地区 20 245 名成年人进行调查,COPD 的患病率占 40 岁以上人群的 8.2%。因肺功能进行性减退,严重影响患者的劳动力和生活质量。

(二)相关病理生理

慢性支气管炎并发肺气肿时,视其严重程度可引起一系列病理生理改变。早期病变局限于细小气道,仅闭合容积增大,反映肺组织弹性阻力及小气道阻力的动态肺顺应性降低。病变累及大气道时,肺通气功能障碍,最大通气量降低。随着病情的发展,肺组织弹性日益减退,肺泡持续扩大,回缩障碍,则残气量及残气量占肺总量的百分比增加。肺气肿加重导致大量肺泡周围的毛细血管受膨胀肺泡的挤压而退化,致使肺毛细血管大量减少,肺泡间的血流量减少,此时肺泡虽有通气,但肺泡壁无血液灌流,导致生理无效腔气量增大;也有部分肺区虽有血液灌流,但肺泡通气不良,不能参与气体交换。如此,肺泡及毛细血管大量丧失,弥散面积减少,产生通气与血流比例失调,导致换气功能发生障碍。通气和换气功能障碍可引起缺氧和二氧化碳潴留,发生不同程度的低氧血症和高碳酸血症,最终出现呼吸衰竭。

(三)病因与诱因

确切的病因不清楚。但有学者认为与肺部对香烟烟雾等有害气体或有害颗粒的异常炎症反应有关。这些反应存在个体易感因素和环境因素的互相作用。

(1)吸烟:为重要的发病因素,吸烟者慢性支气管炎的患病率比不吸烟者高2~8倍,烟龄越长,吸烟量越大,COPD患病率越高。

(2)职业粉尘和化学物质:接触职业粉尘及化学物质,如烟雾、变应原、工业废气及室内空气污染等,浓度过高或时间过长时,均可能产生与吸烟类似的COPD。

(3)空气污染:大气中的有害气体如二氧化硫、二氧化氮、氯气等可损伤气道黏膜上皮,使纤毛清除功能下降,黏液分泌增加,为细菌感染增加了条件。

(4)感染因素:与慢性支气管炎类似,感染亦是COPD发生、发展的重要因素之一。

(5)蛋白酶-抗蛋白酶失衡。

(6)炎症机制。

(7)其他:自主神经功能失调、营养不良、气温变化等都有可能参与COPD的发生、发展。

(四)临床表现

起病缓慢、病程较长。主要症状如下。

1.慢性咳嗽

随病程发展可终身不愈。常晨间咳嗽明显,夜间有阵咳或排痰。

2.咳痰

一般为白色黏液或浆液性泡沫性痰,偶可带血丝,清晨排痰较多。急性发作期痰量增多,可有脓性痰。

3.气短或呼吸困难

早期在劳力时出现,后逐渐加重,以致在日常活动甚至休息时也感到气短,是 COPD 的标志性症状。

4.喘息和胸闷

部分患者特别是重度患者或急性加重时出现喘息。

5.其他

晚期患者有体重下降、食欲减退等。

6.COPD 病程分期

COPD 的病程可以根据患者的症状和体征的变化分期如下。①急性加重期:是指在疾病发展过程中,短期内出现咳嗽、咳痰、气促和/或喘息加重、痰量增多,呈脓性或黏液脓性痰,可伴发热等症状。②稳定期:指患者咳嗽、咳痰、气促等症状稳定或较轻。

7.并发症

(1)慢性呼吸衰竭:常在 COPD 急性加重时发生,其症状明显加重,发生低氧血症和/或高碳酸血症,可具有缺氧和二氧化碳潴留的临床表现。

(2)自发性气胸:如有突然加重的呼吸困难,并伴有明显的发绀,患侧肺部叩诊为鼓音,听诊呼吸音减弱或消失,应考虑并发自发性气胸,通过胸部 X 线检查可以确诊。

(3)慢性肺源性心脏病:由于 COPD 肺病变引起肺血管床减少及缺氧致肺动脉痉挛、血管重塑,导致肺动脉高压、右心室肥厚扩大,最终发生右心功能不全。

(五)辅助检验

1.肺功能检查

肺功能检查是判断气流受限的主要客观指标,对 COPD 诊断、严重程度评价、疾病进展、预后及治疗反应等有重要意义。

(1)第一秒用力呼气容积占用力肺活量百分比(FEV_1/FVC)是评价气流受限的一项敏感指标。

（2）第一秒用力呼气容积占预计值百分比（FEV_1％预计值）是评估COPD严重程度的良好指标，其变异性小，易于操作。

（3）吸入支气管舒张药后FEV_1/FVC＜70％及FEV_1＜80％预计值者，可确定为不能完全可逆的气流受限。

2.胸部X线检查

COPD早期胸片可无变化，以后可出现肺纹理增粗、紊乱等非特异性改变，也可出现肺气肿改变。X线胸片改变对COPD诊断特异性不高，主要作为确定肺部并发症及与其他肺疾病鉴别之用。

3.胸部CT检查

CT检查不应作为COPD的常规检查。高分辨CT对有疑问病例的鉴别诊断有一定意义。

4.血气分析

对确定发生低氧血症、高碳酸血症、酸碱平衡失调以及判断呼吸衰竭的类型有重要价值。

5.其他

COPD合并细菌感染时，外周血白细胞计数增高，核左移。痰培养可能查出病原菌；常见病原菌为肺炎链球菌、流感嗜血杆菌、卡他莫拉菌、肺炎克雷伯杆菌等。

（六）治疗原则

1.缓解期治疗原则

减轻症状，阻止COPD病情发展，缓解或阻止肺功能下降，改善COPD患者的活动能力，提高其生活质量，降低病死率。

2.急性加重期治疗原则

控制感染、抗炎、平喘、解痉，纠正呼吸衰竭与右心衰竭。

（七）缓解期药物治疗

1.支气管舒张药

包括短期按需应用以暂时缓解症状及长期规则应用以减轻症状。

（1）β_2肾上腺素受体激动剂：主要有沙丁胺醇气雾剂，每次100～200 μg（1～2喷），定量吸入，疗效持续4～5小时，每24小时不超过8～12喷。特布他林气雾剂亦有同样作用。可缓解症状，尚有沙美特罗、福莫特罗等长效β_2肾上腺素受体激动剂，每天仅需吸入2次。

(2)抗胆碱能药:是COPD常用的药物,主要品种为异丙托溴铵气雾剂,定量吸入,起效较沙丁胺醇慢,持续6～8小时,每次40～80 mg,每天3～4次。长效抗胆碱药有噻托溴铵,它可以选择性作用于M_1、M_3受体,每次吸入18 μg,每天1次。

(3)茶碱类:茶碱缓释或控释片,0.2 g,每12小时1次;氨茶碱0.1 g,每天3次。

2.祛痰药

对痰不易咳出者可应用。常用药物有盐酸氨溴索,30 mg,每天3次,N-乙酰半胱氨酸0.2 g,每天3次,或羧甲司坦0.5 g,每天3次,稀化黏素0.5 g,每天3次。

3.糖皮质激素

对重度和极重度患者(Ⅲ级和Ⅳ级)、反复加重的患者,长期吸入糖皮质激素与长效β_2肾上腺素受体激动剂联合制剂,可增加运动耐量、减少急性加重发作频率、提高生活质量,甚至有些患者的肺功能可以得到改善。

4.长期家庭氧疗(LTOT)

对COPD慢性呼吸衰竭者可提高生活质量和生存率。对血流动力学、运动能力、肺生理和精神状态均会产生有益的影响。LTOT指征:①$PaO_2 \leqslant 7.3$ kPa(55 mmHg)或$SaO_2 \leqslant 88\%$,有或没有高碳酸血症。②PaO_2 7.3～8.0 kPa(55～60 mmHg),或$SaO_2 < 89\%$,并有肺动脉高压、心力衰竭水肿或红细胞增多症(血细胞比容>0.55)。一般用鼻导管吸氧,氧流量为1.0～2.0 L/min,吸氧时间10～15 h/d。目的是使患者在静息状态下,达到$PaO_2 \geqslant 8.0$ kPa(60 mmHg)和/或使SaO_2升至90%。

(八)急性发作期药物治疗

1.支气管舒张药

药物同稳定期。有严重喘息症状者可给予较大剂量雾化吸入治疗,如应用沙丁胺醇500 μg或异丙托溴铵500 μg,或沙丁胺醇1 000 μg加异丙托溴铵250～500 μg,通过小型雾化器给患者吸入治疗以缓解症状。

2.抗生素

应根据患者所在地常见病原菌类型及药物敏感情况积极选用抗生素治疗。如给予β内酰胺类/β内酰胺酶抑制剂;第二代头孢菌素、大环内酯类或喹诺酮类。如果找到确切的病原菌,根据药敏结果选用抗生素。

3.糖皮质激素

对需住院治疗的急性加重期患者可考虑口服泼尼松龙30～40 mg/d,也可静脉给予甲泼尼龙 40～80 mg,每天一次,连续 5～7 天。

4.祛痰剂

溴己新 8～16 mg,每天 3 次;盐酸氨溴索 30 mg,每天 3 次酌情选用。

5.吸氧

低流量吸氧。

二、护理评估

(一)一般评估

1.生命体征

急性加重期时合并感染患者可有体温升高;呼吸频率常达每分钟 30～40 次。

2.患者主诉

有无慢性咳嗽、咳痰、气短、喘息和胸闷等症状。

3.相关记录

体温、呼吸、心率、皮肤、饮食、出入量、体重等记录结果。

(二)身体评估

1.视诊

胸廓前后径增大,肋间隙增宽,剑突下胸骨下角增宽,称为桶状胸。部分患者呼吸变浅、频率增快,严重者可有缩唇呼吸等。

2.触诊

双侧语颤减弱。

3.叩诊

肺部过清音,心浊音界缩小,肺下界和肝浊音界下降。

4.听诊

两肺呼吸音减弱,呼气延长,部分患者可闻及湿啰音和/或干啰音。

(三)心理-社会评估

患者在疾病治疗过程中的心理反应与需求,家庭及社会支持情况,引导患者正确配合疾病的治疗与护理。

(四)辅助检查结果评估

1.肺功能检查

吸入支气管舒张药后,$FEV_1/FVC<70\%$ 及 $FEV_1<80\%$ 预计值者,可确定

为不完全可逆的气流受限。

2.血气分析

对确定发生低氧血症、高碳酸血症、酸碱平衡失调以及判断呼吸衰竭的类型有重要价值。

3.痰培养

痰培养可能查出病原菌。

（五）COPD常用药效果的评估

1.应用支气管扩张剂的评估要点

（1）用药剂量（天）、用药的方法（雾化吸入法、口服、静脉滴注）的评估与记录。

（2）评估急性发作时，是否能正确使用定量吸入器（MDI），用药后呼吸困难是否得到缓解。

（3）评估患者是否掌握常用三种雾化吸器的正确使用方法：定量吸入器（MDI）、都保干粉吸入器、准纳器，并注意用后漱口。

2.应用抗生素的评估要点

参照其他相关章节。

三、主要护理诊断/问题

（一）气体交换受损

与气道阻塞、通气不足、呼吸肌疲劳、分泌物过多和肺泡呼吸面积减少有关。

（二）清理呼吸道无效

与分泌物增多而黏稠、气道湿度减低和无效咳嗽有关。

（三）焦虑

与健康状况改变、病情危重、经济状况有关。

四、护理措施

（一）休息与活动

中度以上COPD急性加重期患者应卧床休息，协助患者采取舒适体位，极重度患者宜采取身体前倾坐位，视病情增加适当的活动，以患者不感到疲劳、不加重病情为宜。

（二）病情观察

观察咳嗽、咳痰及呼吸困难的程度，观察血压、心率，监测动脉血气和水、电解质、酸碱平衡情况。

(三)控制感染

遵医嘱给予抗感染治疗,有效地控制呼吸道感染。

(四)合理用氧

采用低流量持续给氧,流量 $1\sim2$ L/min。提倡长期家庭氧疗,每天氧疗时间在 15 小时以上。

(五)用药护理

遵医嘱应用抗生素、支气管舒张药和祛痰药,注意观察疗效及不良反应。

(六)呼吸功能训练

指导患者正确进行缩唇呼吸和腹式呼吸训练。

1.缩唇呼吸

呼气时将口唇缩成吹笛子状,气体经缩窄的口唇缓慢呼出。其作用为:提高支气管内压,防止呼气时小气道过早陷闭,以利肺泡气体排出。

2.腹式呼吸

患者可取立位、平卧位、半卧位,两手分别放于前胸部和上腹部。用鼻缓慢吸气,膈肌最大程度下降,腹部松弛,腹部凸出,手感到腹部向上抬起;经口呼气,吸气时腹肌收缩,膈肌松弛,膈肌别的腹部腔内压增加而上抬,推动肺部气体排出,手感到下降。

3.缩唇呼气和腹式呼吸训练

每天训练 $3\sim4$ 次,每次重复 $8\sim10$ 次。

(七)保持呼吸道通畅

(1)痰多黏稠、难以咳出的患者需要多饮水,以达到稀释痰液的目的。

(2)遵医嘱每天进行吸氧或超声雾化吸入。

(3)护士或家属协助给予胸部叩击和体位引流。

(4)指导有效咳嗽。尽可能加深吸气,以增加或达到必要的吸气容量;吸气后要有短暂的闭气,以使气体在肺内得到最大的分布,稍后关闭声门,可进一步增强气道中的压力,而后增加胸膜腔内压即增高肺泡内压力,这是使呼气时产生高气流的重要措施;最后声门开放,肺内冲出的高速气流,使分泌物从口中喷出。

(5)必要时给予机械吸痰或纤维支气管镜吸痰。

(八)减轻焦虑

护士与家属共同帮助患者去除焦虑产生的原因;与家属、患者共同制订和实施康复计划;指导患者放松技巧。但要向家属与患者强调镇静安眠药对该病的危害:会抑制呼吸中枢,加重低氧血症和高碳酸血症。因此,需慎用或不用。

(九)健康指导

1.疾病预防指导

戒烟是预防 COPD 的重要措施,避免粉尘和刺激性气体的吸入;避免和呼吸道感染患者接触,在呼吸道传染病流行期间,尽量避免去人群密集的公共场所;指导患者要根据气候变化及时增减衣物,避免受凉感冒。

制订个体化锻炼计划:增强体质,按患者情况坚持全身有氧运动;坚持进行腹式呼吸及缩唇呼气训练。

2.饮食指导

重视缓解期营养摄入,改善营养状况。应制订高热量、高蛋白、高维生素饮食计划。

3.家庭氧疗的指导

护士应指导患者和家属做到:①了解氧疗的目的、必要性及注意事项;②注意安全:供氧装置周围严禁烟火,防止氧气燃烧、爆炸;③氧疗装置定期更换、清洁、消毒。

4.就诊指标

(1)患者咳嗽、咳痰症状加重。

(2)原有的喘息症状加重,或出现呼吸困难伴或不伴皮肤、口唇、甲床发绀。

(3)咳出脓性或黏液脓性痰,伴发热。

(4)突发明显的胸痛,咳嗽时明显加重。

(5)出现下垂部位水肿,如下肢等。

五、护理效果评估

(1)患者自觉症状好转(咳嗽、咳痰、呼吸困难减轻)。

(2)患者体温降至正常,生命体征稳定。

(3)患者能学会缩唇呼吸与腹式呼吸,学会有效咳嗽。

(4)患者能独立操作 3 种常用支气管扩张剂气雾剂的使用方法和注意事项。

(5)患者能掌握家属氧疗的方法与使用注意事项。

(6)患者情绪稳定。

第三节　呼　吸　衰　竭

一、疾病概述

（一）疾病概述

呼吸衰竭是指各种原因引起的肺通气和/或换气功能严重障碍,以致在静息状态下亦不能维持足够的气体交换,导致低氧血症伴(或不伴)高碳酸血症,进而引起一系列病理生理改变和相应临床表现的综合征。其临床表现缺乏特异性,明确诊断有赖于动脉血气分析:在海平面、静息状态、呼吸空气条件下,动脉血氧分压$(PaO_2)<8.0$ kPa$(60$ mmHg$)$,伴或不伴二氧化碳分压$(PaCO_2)>6.7$ kPa$(50$ mmHg$)$,并排除心内解剖分流和原发性心排血量降低等因素,可诊断为呼吸衰竭。

（二）相关病理生理

1.低氧血症和高碳酸血症的发生机制

各种病因通过引起肺泡通气不足、弥散障碍、肺泡通气/血流比例失调、肺内动-静脉解剖分流增加和氧耗量增加五个主要机制,使通气和/或换气过程发生障碍,导致呼吸衰竭。临床上单一机制引起的呼吸衰竭很少见,往往是多种机制并存或随着病情的发展先后参与发挥作用。

2.低氧血症和高碳酸血症对机体的影响

呼吸衰竭时发生的低氧血症和高碳酸血症,能够影响全身各系统器官的代谢、功能甚至使组织结构发生变化。通常先引起各系统器官的功能和代谢发生一系列代偿适应反应,以改善组织的供氧,调节酸碱平衡和适应改变了的内环境。当呼吸衰竭进入严重阶段时,则出现代偿不全,表现为各系统器官严重的功能和代谢紊乱,直至衰竭。

（三）呼吸衰竭的病因

完整的呼吸过程由相互衔接并同时进行的外呼吸、气体运输和内呼吸 3 个环节来完成。参与外呼吸(即肺通气和肺换气)的任何一个环节的严重病变,都可导致呼吸衰竭。

1.气道阻塞性病变

气管-支气管的炎症、痉挛、肿瘤、异物、纤维化瘢痕,如慢性阻塞性肺疾病

(COPD)、重症哮喘等引起气道阻塞和肺通气不足,或伴有通气/血流比例失调,导致缺氧和 CO_2 潴留,发生呼吸衰竭。

2.肺组织病变

各种累及肺泡和/或肺间质的病变,如肺炎、肺气肿、严重肺结核、弥散性肺纤维化、肺水肿、硅肺等,均致肺泡减少、有效弥散面积减少、肺顺应性减低、通气/血流比例失调,导致缺氧或合并 CO_2 潴留。

3.肺血管疾病

肺栓塞、肺血管炎等可引起通气/血流比例失调,或部分静脉血未经过氧合直接流入肺静脉,导致呼吸衰竭。

4.胸廓与胸膜病变

胸部外伤造成的连枷胸、严重的自发性或外伤性气胸、脊柱畸形、大量胸腔积液或伴有胸膜肥厚与粘连、强直性脊柱炎、类风湿性脊柱炎等,均可影响胸廓活动和肺脏扩张,造成通气减少及吸入气体分布不均,导致呼吸衰竭。

5.神经肌肉疾病

脑血管疾病、颅脑外伤、脑炎以及镇静催眠剂中毒,可直接或间接抑制呼吸中枢。脊髓颈段或高位胸段损伤(肿瘤或外伤)、脊髓灰质炎、多发性神经炎、重症肌无力、有机磷中毒、破伤风以及严重的钾代谢紊乱,均可累及呼吸肌,造成呼吸肌无力、疲劳、麻痹,导致呼吸动力下降而引起肺通气不足。

(四)呼吸衰竭的分类

在临床实践中,通常按动脉血气分析、发病急缓及病理生理的改变进行分类,本节主要介绍按照发病急缓进行的分类。

1.急性呼吸衰竭

由于某些突发的致病因素,如严重肺疾病、创伤、休克、电击、急性气道阻塞等,使肺通气和/或换气功能迅速出现严重障碍,在短时间内引起呼吸衰竭。因机体不能很快代偿,若不及时抢救,会危及患者生命。

2.慢性呼吸衰竭

慢性呼吸衰竭指一些慢性疾病(如 COPD、肺结核、间质性肺疾病、神经肌肉病变等,其中以 COPD 最常见)造成呼吸功能的损害逐渐加重,经过较长时间发展为呼吸衰竭。早期虽有低氧血症或伴高碳酸血症,但机体通过代偿适应,生理功能障碍和代谢紊乱较轻,仍保持一定的生活活动能力,动脉血气分析 pH 在正常范围(7.35～7.45)。另一种临床较常见的情况是在慢性呼吸衰竭的基础上,因合并呼吸系统感染、气道痉挛或并发气胸等情况病情加重,在短时间内出现

PaO_2 显著下降和 $PaCO_2$ 显著升高,称为慢性呼吸衰竭急性加重,其病理生理学改变和临床情况兼有急性呼吸衰竭的特点。

(五)临床表现

1.急性呼衰竭

急性呼吸衰竭的临床表现主要是低氧血症所致的呼吸困难和多器官功能障碍。

(1)呼吸困难:是呼吸衰竭最早出现的症状。多数患者有明显的呼吸困难,可表现为频率、节律和幅度的改变。较早表现为呼吸频率增快,病情加重时出现呼吸困难,辅助呼吸肌活动加强,如三凹征。中枢性疾病或中枢神经抑制性药物所致的呼吸衰竭表现为呼吸节律改变,如潮式呼吸、比奥呼吸等。

(2)发绀:是缺氧的典型表现。当动脉血氧饱和度低于 90% 时,可在口唇、指甲出现发绀;另应注意,因发绀的程度与还原型血红蛋白含量相关,所以红细胞增多者发绀更明显,贫血者则不明显或不出现;严重休克等原因引起末梢循环障碍的患者,即使动脉血氧分压尚正常,也可出现发绀,称作外周性发绀。而真正由于动脉血氧饱和度降低引起的发绀,称为中央性发绀。发绀还受皮肤色素及心功能的影响。

(3)精神神经症状:急性缺氧可出现精神错乱、躁狂、昏迷、抽搐等症状。如合并急性二氧化碳潴留,可出现嗜睡、淡漠、扑翼样震颤,以至呼吸骤停。

(4)循环系统:多数患者有心动过速;严重低氧血症、酸中毒者可引起心肌损害,亦可引起周围循环衰竭、血压下降、心律失常、心搏停止。

(5)消化和泌尿系统:严重呼吸衰竭对肝、肾功能都有影响,部分病例可出现丙氨酸氨基转移酶与血浆尿素氮升高;个别病例可出现尿蛋白、红细胞和管型。因胃肠道黏膜屏障功能损伤,导致胃肠道黏膜充血水肿、糜烂渗血或应激性溃疡,引起上消化道出血。

2.慢性呼吸衰竭

慢性呼吸衰竭的临床表现与急性呼吸衰竭大致相似。但以下几个方面有所不同。

(1)呼吸困难:慢性阻塞性肺疾病所致的呼吸衰竭,病情较轻时表现为呼吸费力伴呼气延长,严重时发展成浅快呼吸。若并发 CO_2 潴留,$PaCO_2$ 升高过快或显著升高以致发生 CO_2 麻醉时,患者可由呼吸过速转为浅慢呼吸或潮式呼吸。

(2)神经症状:慢性呼吸衰竭伴 CO_2 潴留时,随 $PaCO_2$ 升高可表现为先兴奋后抑制现象。兴奋症状包括失眠、烦躁、躁动、夜间失眠而白天嗜睡（昼夜颠倒现象）。但此时切忌用镇静或催眠药，以免加重 CO_2 潴留，发生肺性脑病。肺性脑病表现为神志淡漠、肌肉震颤或扑翼样震颤、间歇抽搐、昏睡甚至昏迷等。亦可出现腱反射减弱或消失、锥体束征阳性等。此时应与脑部病变做鉴别。

（3）循环系统表现：CO_2 潴留使外周体表静脉充盈、皮肤充血、温暖多汗、血压升高、心排血量增多而致脉搏洪大；多数患者有心率加快；因脑血管扩张产生搏动性头痛。

（六）辅助检查

1.动脉血气分析

动脉血气分析对于判断呼吸衰竭和酸碱失衡的严重程度及指导治疗具有重要意义。由于血气受年龄、海拔高度、氧疗等多种因素的影响，在具体分析时一定要结合临床情况。

2.肺功能检测

尽管在某些重症患者肺功能检测受到限制，但通过肺功能的检测能判断通气功能障碍的性质（阻塞性、限制性或混合性）及是否合并有换气功能障碍，并对通气和换气功能障碍的严重程度进行判断。而呼吸肌功能测试能够提示呼吸肌无力的原因和严重程度。

3.影像学检查

包括普通 X 线胸片、胸部 CT 和放射性核素肺通气/灌注扫描、肺血管造影等。

4.纤维支气管镜检查

对于明确大气道情况和取得病理学证据具有重要意义。

（七）治疗原则

呼吸衰竭总的治疗原则为治疗原发病、保持呼吸道通畅、纠正缺氧和改善通气、恰当的氧疗等；加强一般支持治疗和对其他重要脏器功能的监测与支持。

（八）药物治疗

1.支气管扩张剂

缓解难支气管痉挛，可选用 β_2 肾上腺素受体激动剂、抗胆碱药、糖皮质激素或茶碱类药物等。在急性呼吸衰竭时，主要经静脉给药。慢性呼衰患者常用雾化吸入法给药，急性呼衰患者常需静脉给药。

2.呼吸兴奋剂

（1）主要适用于以中枢抑制为主、通气量不足引起的呼吸衰竭，对以肺换气功能障碍为主所导致的呼吸衰竭患者，不宜使用。常用的药物有尼可刹米和洛贝林，用量过大可引起不良反应。近年来这两种药物在西方国家几乎已被淘汰，取而代之的有多沙普仑，该药对于镇静催眠药过量引起的呼吸抑制和 COPD 并发的急性呼吸衰竭有显著的呼吸兴奋效果。

（2）呼吸兴奋剂的使用原则：①必须保持气道通畅，否则会促发呼吸肌疲劳，并进而加重 CO_2 潴留；②脑缺氧、水肿未纠正而出现频繁抽搐者慎用；③患者的呼吸肌功能基本正常；④不可突然停药。

二、护理评估

（一）一般评估

（1）生命体征（T、P、R、BP、SaO_2）：严密监测患者生命体征变化，有条件须在监护室，或使用监护仪，密切观察与记录患者的生命体征与氧饱和度情况。评估患者有无呼吸频率增快，有无心动过速、血压下降、心律失常等情况。

（2）评估患者意识情况：有无精神错乱、躁狂、昏迷、抽搐等急性缺氧症状；或有无出现嗜睡、淡漠、扑翼样震颤等急性二氧化碳潴留症状。

（3）评估患者有无发绀，及呼吸困难程度。

（4）评估患者有无出现呕血、黑便等上消化道出血症状。

（二）身体评估

1.视诊

（1）是否为急性面容：有无发绀等缺氧体征；有无皮肤温暖潮红，有无球眼膜充血水肿等二氧化碳潴留体征。

（2）呼吸运动有无三凹症，有无呼吸费力伴呼气延长，有无呼吸频率改变、深度、节律异常。如表现为呼吸过速，或呼吸浅快；呼吸节律改变，如潮式呼吸、比奥呼吸等。

2.触诊

外周皮肤温湿度情况。CO_2 潴留使外周体表静脉充盈、皮肤充血、温暖多汗是慢性呼吸衰竭 CO_2 潴留的表现。如出现皮肤湿冷，考虑病情严重，进入休克状态。

3.听诊

双肺呼吸音是否减弱或消失，有无闻及干、湿啰音。

(三)心理-社会评估

患者在疾病治疗过程中的心理反应与需求,家庭及社会支持情况,引导患者正确配合疾病的治疗与护理。

(四)辅助检查结果评估

1.动脉血气分析

分析氧分压与二氧化碳分压情况,有无 $PaO_2 < 8.0$ kPa(60 mmHg)和/或 $PaCO_2 > 6.7$ kPa(50 mmHg),评估患者呼吸衰竭的类型;综合分析血 pH、HCO_3^-、碱剩余等情况,评估患者有无失衡酸碱及失衡的类型。

2.影像学检查

评估 X 线胸片、胸部 CT 和放射性核素肺通气/灌注扫描、肺血管造影等结果,协助医师找出呼吸衰竭的病因。

3.其他检查

分析肺功能检查结果,评估患者是否存在通气功能和/或换气功能障碍及其严重程度;评估纤维支气管镜结果,明确大气道情况并取得病理学证据。

(五)呼吸衰竭分型的评估

1.Ⅰ型呼吸衰竭

Ⅰ型呼吸衰竭即缺氧性呼吸衰竭,血气分析特点是 $PaO_2 < 8.0$ kPa(60 mmHg),$PaCO_2$ 降低或正常。主要见于肺换气障碍(通气/血流比例失调、弥散功能损害和肺动-静脉分流)疾病,如严重肺部感染性疾病、间质性肺疾病、急性肺栓塞等。

2.Ⅱ型呼吸衰竭

Ⅱ型呼吸衰竭即高碳酸性呼吸衰竭,血气分析特点是 $PaO_2 < 8.0$ kPa(60 mmHg),同时伴有 $PaCO_2 > 6.7$ kPa(50 mmHg)。多为肺泡通气不足所致,也可同时伴有换气功能障碍,此时低氧血症更为严重,如 COPD。

三、主要护理诊断/问题

(一)低效性呼吸形态

与肺泡通气不足、通气与血流比例失调、肺泡弥散障碍有关。

(二)清理呼吸道无效

与呼吸道分泌物多而黏稠、咳嗽无力、意识障碍或人工气道有关。

(三)焦虑

与病情危重、死亡威胁及需求未能满足有关。

（四）潜在并发症

水、电解质紊乱及酸碱失衡，肺性脑病，上消化道出血，周围循环衰竭。

四、护理措施

（一）保持呼吸道通畅

（1）清除呼吸道分泌物及异物，如湿化气道、机械吸痰等方法。

（2）昏迷患者用抑头提颏法打开气道。

（3）缓解除支气管痉挛，按医嘱使用支气管扩张剂。

（4）建立人工气道。对于病情严重又不能配合，昏迷、呼吸道大量痰潴留伴有窒息危险或 $PaCO_2$ 进行性增高的患者，若常规治疗无效，应及时建立人工气道。采用简易人工气道，如：口咽通气道、鼻咽通气道和喉罩（是气管内导管的临时替代法）；严重者采用气管内导管——气管插管和气管切开。

（二）氧疗护理

1.氧疗适应证

呼吸衰竭患者 PaO_2 <8.0 kPa（60 mmHg）是氧疗的绝对适应证，氧疗的目的是使 PaO_2 >8.0 kPa（60 mmHg）。

2.氧疗的方法

临床常用、简便的方法是应用鼻导管或鼻塞法吸氧，还有面罩、气管内和呼吸机给氧法。缺氧伴 CO_2 潴留者，可用鼻导管或鼻塞法给氧；缺 O_2 严重而无 CO_2 潴留者，可用面罩给氧。吸入氧浓度与氧流量的关系：吸入氧浓度（％）＝21＋氧流量（L/min）×4。

3.氧疗的原则

（1）Ⅰ型呼吸衰竭：多为急性呼吸衰竭，应给予较高浓度（35％＜吸氧浓度＜50％）或高浓度（＞50％）氧气吸入。急性呼吸衰竭，通常要求氧疗后 PaO_2 维持在接近正常范围。

（2）Ⅱ型呼吸衰竭：给予低流量（1～2 L/min）、低浓度（＜35％）持续吸氧。慢性呼吸衰竭，通常要求氧疗后 PaO_2 维持在 8.0 kPa（60 mmHg）或 SaO_2 在 90％以上。

4.氧疗疗效的观察

若呼吸困难缓解、发绀减轻、心率减慢、尿量增多、神志清醒及皮肤转暖，提示氧疗有效。若发绀消失、神志清楚、精神好转、PaO_2 ＞8.0 kPa（60 mmHg）、

$PaCO_2 < 6.7$ kPa(50 mmHg),考虑终止氧疗,停止前必须间断吸氧几日后,方可完全停止氧疗。若意识障碍加深或呼吸过度表浅、缓慢,提示 CO_2 潴留加重,应根据血气分析和患者表现遵医嘱及时调整吸氧流量和氧浓度。

(三)增加通气量、减少 CO_2 潴留

1.适当使用呼吸兴奋剂

在呼吸道通畅的前提下,遵医嘱使用呼吸兴奋剂,适当提高吸入氧流量及氧浓度,静脉输液时速度不宜过快,若出现恶心、呕吐、烦躁、面色潮红及皮肤瘙痒等现象,提示呼吸兴奋剂过量,需减量或停药。若4～12小时未见效,或出现肌肉抽搐等严重不良反应时,应立即报告医师。对烦躁不安、夜间失眠患者,禁用麻醉剂,慎用镇静剂,以防止引起呼吸抑制。

2.机械通气的护理

对于经过氧疗、应用呼吸兴奋剂等方法仍不能有效改善缺氧和二氧化碳潴留的患者,需考虑机械通气。

(1)做好术前准备工作,减轻或消除紧张、恐惧情绪。

(2)按规程连接呼吸机导管。

(3)加强患者监护和呼吸机参数及功能的监测。

(4)注意吸入气体加温和湿化,及时吸痰。

(5)停用呼吸机前后做好撤机护理。

(四)抗感染

遵医嘱选择有效的抗生素控制呼吸道感染,对长期应用抗生素患者注意有无"二重感染"。

(五)病情监测

(1)观察呼吸困难的程度、呼吸频率、节律和深度。

(2)观察有无发绀、球结膜充血、水肿、皮肤温暖多汗及血压升高等缺氧和 CO_2 潴留表现。

(3)监测生命体征及意识状态。

(4)监测并记录出入液量。

(5)监测血气分析和血生化检查。

(6)监测电解质和酸碱平衡状态。

(7)观察呕吐物和粪便性状。

(8)观察有无神志恍惚、烦躁、抽搐等肺性脑病表现,一旦发现,应立即报告

医师并协助处理。

(六)饮食护理

给予高热量、高蛋白、富含多种维生素、易消化、少刺激性的流质或半流质食物。对昏迷患者应给予鼻饲或肠外营养。

(七)心理护理

经常巡视、了解和关心患者,特别是对建立人工气道和使用机械通气的患者。采用各项医疗护理措施前,向患者做简要说明,给患者安全感,取得患者信任和合作。指导患者应用放松技术、分散注意力。

(八)健康教育

1.疾病知识指导

向患者及家属介绍疾病发生、发展与治疗、护理过程,与其共同制订长期防治计划。指导患者和家属学会合理家庭氧疗的方法以及注意事项。

2.疾病预防指导

指导患者呼吸功能锻炼和耐寒锻炼,如缩唇呼吸、腹式呼吸及冷水洗脸等;教会患者有效咳嗽、咳痰,体位引流及拍背等方法。若病情变化,应及时就诊。

3.生活指导

劝告吸烟患者戒烟,避免吸入刺激性气体;改进膳食、增进营养、提高机体抵抗力。指导患者制订合理的活动与休息计划,劳逸结合,以维护心、肺功能状态。

4.用药指导

遵医嘱正确用药,了解药物的用法、用量和注意事项及不良反应等。

5.就诊指标

(1)呼吸困难加重。

(2)口唇发绀加重。

(3)咳嗽剧烈、咳痰不畅。

(4)神志淡漠、嗜睡、躁动等意识障碍表现。

五、护理效果评估

(1)患者呼吸困难、发绀减轻。

(2)患者血气分析结果提示 PaO_2 升高、$PaCO_2$ 降低。

（3）患者气道通畅，痰鸣音消失。

（4）患者水、电解质、酸碱失衡情况改善。

（5）患者焦虑减轻或消失。

（6）患者意识状态好转。

第四节　支气管哮喘

支气管哮喘是由多种细胞（如嗜酸性粒细胞、肥大细胞、T淋巴细胞、中性粒细胞等）和细胞组分参与的气道慢性炎症性疾病，这种慢性炎症与气道高反应性相关，通常出现广泛而多变的可逆性气流受限，并引起反复发作的喘息、气急、胸闷或咳嗽等症状，多数患者可自行缓解或经治疗缓解。

支气管哮喘典型表现为发作性呼气性呼吸困难或发作性胸闷和咳嗽，伴哮鸣音，症状可在数分钟内发生，并持续数小时至数天，夜间及凌晨发作或加重是哮喘的重要临床特征。目前尚无特效的根治办法，糖皮质激素可以有效控制气道炎症，β_2肾上腺素受体激动剂是控制哮喘急性发作的首选药物。经过长期规范化治疗和管理，80％以上的患者可以达到哮喘的临床控制。

一、一般护理

（1）执行内科一般护理常规。

（2）室内环境舒适、安静、冷暖适宜。保持室内空气流通，避免患者接触变应原，如花草、尘螨、花露水、香水等；扫地和整理床单位时可请患者室外等候，或采取湿式清洁方法，避免尘埃飞扬；病室避免使用皮毛、羽绒或蚕丝织物等。

（3）卧位与休息：急性发作时协助患者取坐位或半卧位，以增加舒适度，利于膈肌的运动，缓解呼气性呼吸困难。端坐呼吸的患者为其提供床旁桌支撑，以减少体力消耗。

二、饮食护理

大约20％的成年患者和50％的患儿是因不适当饮食而诱发或加重哮喘，因此应给予患者营养丰富、清淡、易消化、无刺激的食物。若能找出与哮喘发作有关的食物，如鱼、虾、蟹、蛋类、牛奶等应避免食用。某些食物添加剂如酒石黄和亚硝酸盐可诱发哮喘，应引起注意。

三、用药护理

治疗哮喘的药物分为控制性药物和缓解性药物。控制性药物是指需要长期、每天、规律使用的药物,主要用于治疗气道慢性炎症,达到哮喘临床控制目的;缓解性药物指按需使用的药物,能迅速解除支气管痉挛,从而缓解哮喘症状。哮喘发作时禁用吗啡和大量镇静剂,以免抑制呼吸。

(一)糖皮质激素

糖皮质激素简称激素,是目前控制哮喘最有效的药物。激素给药途径包括吸入、口服、静脉应用等。吸入性糖皮质激素(ICS)由于其局部抗感染作用强、起效快、全身不良反应少(黏膜吸收、少量进入血液),是目前哮喘长期治疗的首选药物。常用药物有布地奈德、倍氯米松等。通常需规律吸入 1~2 周方能控制。吸药后嘱患者用清水含漱口咽部,可减少不良反应的发生。长期吸入较大剂量激素者,应注意预防全身性不良反应。布地奈德雾化用混悬液制剂,经压缩空气泵雾化吸入,起效快,适用于轻、中度哮喘急性发作的治疗。吸入激素无效或需要短期加强治疗的患者可采用泼尼松和泼尼松龙等口服制剂,症状缓解后逐渐减量,然后停用或改用吸入剂。不主张长期口服激素用于维持哮喘控制的治疗。口服用药宜在饭后服用,以减少对胃肠道黏膜的刺激。重度或严重哮喘发作时应及早静脉给予激素,可选择琥珀酸氢化可的松或甲泼尼龙。无激素依赖倾向者,可在 3~5 天内停药;有激素依赖倾向者应适当延长给药时间,症状缓解后逐渐减量,然后改口服或吸入剂维持。

(二)β_2肾上腺素受体激动剂

短效 β_2肾上腺素受体激动剂为治疗哮喘急性发作的首选药物,有吸入、口服和静脉三种给药方式,首选吸入给药。常用药物有沙丁胺醇和特布他林。吸入剂包括定量气雾剂(MDI)、干粉剂和雾化溶液。短效 β_2肾上腺素受体激动剂(SABA)应按需间歇使用,不宜长期、单一大剂量使用,因为长期应用可引起β_2受体功能下降和气道反应性增高,出现耐药性。主要不良反应有心悸、骨骼肌震颤、低钾血症等。长效 β_2肾上腺素受体激动剂(LABA)与吸入性糖皮质激素(ICS)联合是目前最常用的哮喘控制性药物。常用的有普米克都保(布地奈德/福莫特罗干粉吸入剂)、舒利迭(氟替卡松/沙美特罗干粉吸入剂)。

(三)茶碱类

具有增强呼吸肌的力量以及增强气道纤毛清除功能等,从而起到舒张支气管和气道抗感染作用,并具有强心、利尿、扩张冠状动脉、兴奋呼吸中枢等作用,是目前治疗哮喘的有效药物之一。氨茶碱和缓释茶碱是常用的口服制剂,尤其后者适用于夜间哮喘症状的控制。静脉给药主要用于重症和危重症哮喘。注射茶碱类药物应限制注射浓度,速度不超过 0.25 mg/(kg·min),以防不良反应发生。其主要不良反应包括恶心、呕吐、心律失常、血压下降及多尿,偶可兴奋呼吸中枢,严重者可引起抽搐乃至死亡。由于茶碱的"治疗窗"窄以及茶碱代谢存在较大个体差异,有条件的患者应在用药期间监测血药浓度。发热、妊娠、小儿或老年,患有肝、心、肾功能障碍及甲状腺功能亢进者尤须慎用。合用西咪替丁、喹诺酮类、大环内酯类药物等可影响茶碱代谢而使其排泄减慢,尤应观察其不良反应的发生。

(四)胆碱 M 受体拮抗剂

分为短效(SAMA)(维持 4~6 小时)和长效(LAMA)(维持 24 小时)两种制剂。异丙托溴铵是常用的短效制剂,常与 β_2 受体激动剂联合雾化应用,代表药如可比特(异丙托溴铵/沙丁胺醇)。少数患者可有口苦或口干等不良反应。噻托溴铵是长效(LAMA)选择性 M_1、M_2 受体拮抗剂,目前主要用于哮喘合并 COPD 以及 COPD 患者的长期治疗。

(五)白三烯拮抗剂

通过调节白三烯的生物活性而发挥抗感染作用,同时舒张支气管平滑肌,是目前除吸入性糖皮质激素外唯一可单独应用的哮喘控制性药物,尤其适用于阿司匹林哮喘、运动性哮喘和伴有过敏性鼻炎哮喘患者的治疗。常用药物为孟鲁司特和扎鲁司特。不良反应通常较轻微,主要是胃肠道症状,少数有皮疹、血管性水肿、转氨酶升高,停药后可恢复正常。

四、病情观察

(1)哮喘发作时,协助取舒适卧位,监测生命体征、呼吸频率、血氧饱和度等指标,观察患者喘息、气急、胸闷或咳嗽等症状,是否出现三凹征,辅助呼吸肌参与呼吸运动,语言沟通困难,大汗淋漓等中重度哮喘的表现。当患者不能讲话,嗜睡或意识模糊,胸腹矛盾运动,哮鸣音减弱甚至消失,脉率变慢或不规则,严重低氧血症和高碳酸血症时,需转入重症加强护理病房(重症监护室,ICU)行机械通气治疗。

(2)注意患者有无鼻咽痒、咳嗽、打喷嚏、流涕、胸闷等哮喘早期发作症状,对于夜间或凌晨反复发作的哮喘患者,应注意是否存在睡眠低氧表现,睡眠低氧可以诱发喘息、胸闷等症状。

五、健康指导

(1)对哮喘患者进行哮喘知识教育,寻找变应原,有效地改变环境,避免诱发因素,要贯穿整个哮喘治疗的全过程。

(2)指导患者定期复诊、检测肺功能,做好病情的自我监测,掌握峰流速仪的使用方法,记录哮喘日记。与医师、护士共同制定防止复发、保持长期稳定的方案。

(3)掌握正确吸入技术,如沙丁胺醇气雾剂、布地奈德福莫特罗粉吸入剂、沙美特罗替卡松气雾剂的使用方法。知晓药物的作用和不良反应的预防。

(4)帮助患者养成规律生活习惯,保持乐观情绪,避免精神紧张、剧烈运动、持续的喊叫等过度换气动作。

(5)熟悉哮喘发作的先兆表现,如打喷嚏、咳嗽、胸闷、喉结发痒等,学会在家中自行监测病情变化并进行评定。以及哮喘急性发作时进行简单的紧急自我处理方法,例如吸入沙丁胺醇气雾剂1～2喷、布地奈德1～2吸,缓解喘憋症状,尽快到医院就诊。

第四章

消化内科护理

第一节　反流性食管炎

反流性食管炎（reflux esophagitis，RE）是指胃、十二指肠内容物反流入食管所引起的食管黏膜炎症、糜烂、溃疡和纤维化等病变，甚至引起咽喉、气道等食管以外的组织损害的疾病。其发病男性多于女性，男女比例为（2~3）：1，发病率为1.92%。随着年龄的增长，食管下段括约肌收缩力的下降，胃、十二指肠内容物自发性反流，而使老年人反流性食管炎的发病率有所增加。

一、病因与发病机制

（一）抗反流屏障削弱

食管下括约肌是指食管末端3~4 cm长的环形肌束。正常人静息时压力为1.3~4.0 kPa（10~30 mmHg），为一高压带，防止胃内容物反流入食管。随着年龄的增长，机体老化导致食管下括约肌的收缩力下降引起食物反流。一过性食管下括约肌松弛也是反流性食管炎的主要发病机制。

（二）食管清除作用减弱

正常情况下，一旦发生食物的反流，大部分反流物通过1~2次食管自发性和继发性的蠕动性收缩将食管内容物排入胃内，即容量清除，剩余的部分则由唾液缓慢地中和。老年人食管蠕动缓慢和唾液产生减少，影响了食管的清除作用。

（三）食管黏膜屏障作用下降

反流物进入食管后，可以凭借食管上皮表面黏液、不移动水层和表面HCO_3^-、复层鳞状上皮等构成上皮屏障，以及黏膜下丰富的血液供应构成的后上皮屏障，发挥其抗反流物对食管黏膜损伤的作用。随着机体老化，食管黏膜逐渐萎缩,黏膜屏障作用下降。

二、护理评估

(一)健康史

询问患者的饮食结构及习惯,有无长期服用药物史。

(二)身体评估

1.反流症状

反酸、反食、反胃(指胃内容物在无恶心和不用力的情况下涌入口腔)、嗳气等,多在餐后表现明显或加重,平卧或躯体前屈时易出现。

2.反流物引起的刺激症状

胸骨后或剑突下烧灼感、胸痛、吞咽困难等。常由胸骨下段向上伸延,常在餐后 1 小时出现,平卧、弯腰或腹压增高时可加重。反流物刺激食管痉挛导致胸痛,常发生在胸骨后或剑突下。严重时为剧烈刺痛,可放射到后背、胸部、肩部、颈部、耳后,有的患者疼痛酷似心绞痛的特点。

3.其他症状

咽部不适,有异物感、棉团感或堵塞感,可能与酸反流引起食管上段括约肌压力升高有关。

4.并发症

(1)上消化道出血:食管黏膜炎症、糜烂及溃疡可以导致上消化道出血。

(2)食管狭窄:食管炎反复发作致使纤维组织增生,最终导致瘢痕性狭窄。

(3)Barrett 食管:在食管黏膜的修复过程中,食管-贲门交界处 2 cm 以上的食管鳞状上皮被特殊的柱状上皮取代,称之为 Barrett 食管。Barrett 食管发生溃疡时,又称 Barrett 溃疡。Barrett食管是食管癌的主要癌前病变,其腺癌的发生率较正常人高 30～50 倍。

(三)辅助检查

1.内镜检查

内镜检查是反流性食管炎最准确、最可靠的诊断方法,能判断其严重程度和有无并发症,结合活检可与其他疾病相鉴别。

2.24 小时食管 pH 监测

应用便携式 pH 记录仪在生理状态下对患者进行 24 小时食管 pH 连续监测,可提供食管是否存在过度酸反流的客观依据。在进行该项检查前 3 天,应停用抑酸药与促胃肠动力的药物。

3.食管吞钡 X 线检查

对不愿意接受或不能耐受内镜检查者行该检查。严重患者可发现阳性 X 线征。

(四)心理-社会状况

反流性食管炎长期持续存在,病情反复、病程迁延,因此,患者会出现食欲缺乏、体重下降,导致患者心情烦躁、焦虑;合并消化道出血时会使患者紧张、恐惧。应注意评估患者的情绪状态及对本病的认知程度。

三、常见护理诊断及问题

(一)疼痛

胸痛与胃食管黏膜炎性病变有关。

(二)营养失调

低于机体需要量与害怕进食、消化吸收不良等有关。

(三)有体液不足的危险

体液不足的危险与合并消化道出血引起活动性体液丢失、呕吐及液体摄入量不足有关。

(四)焦虑

焦虑与病情反复、病程迁延有关。

(五)知识缺乏

缺乏对反流性食管炎病因和预防知识的了解。

四、诊断要点与治疗原则

(一)诊断要点

临床上有明显的反流症状,内镜下有反流性食管炎的表现、食管过度酸反流的客观依据即可做出诊断。

(二)治疗原则

以药物治疗为主,对药物治疗无效或发生并发症者可做手术治疗。

1.药物治疗

目前多主张采用递减法,即开始使用质子泵抑制剂加促胃肠动力药,迅速控制症状,待症状控制后再减量维持。

(1)促胃肠动力药:目前主要常用的药物是西沙必利。常用量为每次 5~15 mg,每天 3~4 次,疗程8~12周。

(2)抑酸药。①H_2 受体拮抗剂(H_2RA):西咪替丁 400 mg、雷尼替丁 150 mg、法莫替丁20 mg,每天2次,疗程 8~12 周;②质子泵抑制剂(PPI):奥美拉唑 20 mg、兰索拉唑 30 mg、泮托拉唑 40 mg、雷贝拉唑 10 mg 和埃索美拉唑 20 mg,一日 1 次,疗程 4~8 周;③抗酸药:仅用于症状轻、间歇发作的患者,作为临时缓解症状用。反流性食管炎有并发症或停药后很快复发者,需要长期维持治疗。H_2RA、西沙必利、PPI 均可用于维持治疗,其中以 PPI 效果最好。维持治疗的剂量因患者及病情而异,以调整至患者无症状的最低剂量为合适剂量。

2.手术治疗

手术为不同术式的胃底折叠术。手术指征为:①严格内科治疗无效。②虽经内科治疗有效,但患者不能忍受长期服药。③经反复扩张治疗后仍反复发作的食管狭窄。④确诊由反流性食管炎引起的严重呼吸道疾病。

3.并发症的治疗

(1)食管狭窄:大部分狭窄可行内镜下食管扩张术治疗。扩张后予以长程 PPI 维持治疗可防止狭窄复发。少数严重瘢痕性狭窄需行手术切除。

(2)Barrett 食管:药物治疗是预防 Barrett 食管发生和发展的重要措施,必须使用 PPI 治疗及长期维持。

五、护理措施

(一)一般护理

为减少平卧时及夜间反流可将床头抬高 15~20 cm。避免睡前 2 小时内进食,白天进餐后亦不宜立即卧床。应避免食用使食管下括约肌压力降低的食物和药物,如高脂肪食物、巧克力、咖啡、浓茶及硝酸甘油、钙通道阻滞剂等。应戒烟及禁酒。减少一切影响腹压增高的因素,如肥胖、便秘、紧束腰带等。

(二)用药护理

遵医嘱给予药物治疗,注意观察药物的疗效及不良反应。

1.H_2 受体拮抗剂

药物应在餐中或餐后即刻服用,若需同时服用抗酸药,则两药应间隔 1 小时以上。若静脉给药应注意控制速度,过快可引起低血压和心律失常。西咪替丁对雄性激素受体有亲和力,可导致男性乳腺发育、阳痿以及性功能紊乱,应做好解释工作。该药物主要通过肾排泄,用药期间应注意监测肾功能。

2.质子泵抑制剂

奥美拉唑可引起头晕,应嘱患者用药期间避免开车或做其他必须高度集中注意力的工作。兰索拉唑的不良反应包括荨麻疹、皮疹、瘙痒、头痛、口苦、肝功能异常等,轻度不良反应不影响继续用药,较严重时应及时停药。泮托拉唑的不良反应较少,偶可引起头痛和腹泻。

3.抗酸药

该药在饭后 1 小时和睡前服用。服用片剂时应嚼服,乳剂给药前应充分摇匀。

抗酸剂应避免与奶制品、酸性饮料及食物同时服用。

(三)饮食护理

(1)指导患者有规律地定时进餐,饮食不宜过饱,应选择营养丰富、易消化的食物。避免摄入过咸、过甜、过辣的刺激性食物。

(2)制订饮食计划:与患者共同制订饮食计划,指导患者及家属改进烹饪技巧,增加食物的色、香、味,增加患者食欲。

(3)观察并记录患者每天进餐次数、量、种类,以了解其摄入营养素的情况。

六、健康指导

(一)疾病知识的指导

向患者及家属介绍本病的有关病因,避免诱发因素。患者应保持良好的心理状态,平时生活要有规律,合理安排工作和休息时间,注意劳逸结合,积极配合治疗。

(二)饮食指导

指导患者加强饮食卫生和饮食营养,养成有规律的饮食习惯;避免过冷、过热、辛辣等刺激性食物及浓茶、咖啡等饮料;嗜酒者应戒酒。

(三)用药指导

根据病因及病情进行指导,嘱患者长期维持治疗,介绍药物的不良反应,如有异常及时复诊。

第二节　消化性溃疡

消化性溃疡主要指发生于胃和十二指肠的慢性溃疡,即胃溃疡(GU)和十二指肠溃疡(DU),因溃疡的形成与胃酸/胃蛋白酶的消化作用有关而得名。临床以慢性病程、周期性发作和节律性上腹部疼痛为主要特点。消化性溃疡是消化系统的常见病,我国总发病率为10％～12％,秋冬和冬春之交好发。临床上十二指肠溃疡较胃溃疡多见,两者之比约为3：1。男性患病较女性多见,男女之比为(3～4)：1。十二指肠溃疡好发于青壮年,胃溃疡的发病年龄高峰比十二指肠溃疡约晚10年。

一、病因及诊断检查

(一)致病因素

1.幽门螺杆菌感染

大量研究表明幽门螺杆菌感染是消化性溃疡的主要病因,尤其是十二指肠溃疡。其机制尚未完全阐明,可能是幽门螺杆菌感染通过直接或间接作用于胃、十二指肠黏膜,使黏膜屏障作用削弱,胃酸分泌增加,引起局部炎症和免疫反应,导致胃、十二指肠黏膜损害和溃疡形成。

2.胃酸和胃蛋白酶

消化性溃疡的最终形成是由胃酸/胃蛋白酶对黏膜的自身消化所致。胃酸分泌增多不仅破坏胃黏膜屏障,还能激活胃蛋白酶,从而降解蛋白质分子,损伤黏膜,故胃酸在溃疡的形成过程中起关键作用,是溃疡形成的直接原因。

3.非类固醇类抗炎药

如阿司匹林、吲哚美辛、糖皮质激素等可直接作用于胃、十二指肠黏膜,损害黏膜屏障,还可抑制前列腺素合成,削弱其对黏膜的保护作用。

4.其他因素

(1)遗传:O型血人群的十二指肠溃疡发病率高于其他血型。

(2)吸烟:烟草中的尼古丁成分可引起胃酸分泌增加、幽门括约肌张力降低、胆汁及胰液反流增多,从而削弱胃肠黏膜屏障。

(3)胃十二指肠运动异常:胃排空增快,使十二指肠壶腹部酸负荷增大;胃排空延缓,可引起十二指肠液反流入胃,增加胃黏膜侵袭因素。

总之,胃酸/胃蛋白酶的损害作用增强和/或胃、十二指肠黏膜防御/修复机制减弱是本病发生的根本环节。但胃和十二指肠溃疡发病机制也有所不同,胃溃疡的发病主要是防御/修复机制减弱,十二指肠溃疡的发病主要是损害作用增强。

(二)身体状况

临床表现轻重不一,部分患者可无症状或症状较轻,或以出血、穿孔等并发症为首发表现。典型的消化性溃疡有如下临床特点。①慢性病程:病史可达数年至数十年。②周期性发作:发作与缓解交替出现,发作常有季节性,多在秋冬和冬春之交好发。③节律性上腹部疼痛:腹痛与进食之间有明显的相关性和节律性。

1.症状

(1)上腹部疼痛:为本病的主要症状,疼痛部位多位于中上腹,可偏右或偏左。疼痛性质可为钝痛、胀痛、灼痛、剧痛,或有饥饿不适感。多数患者疼痛有典型的节律性,胃溃疡疼痛常在餐后1小时内发生,至下次餐前消失,即进食-疼痛-缓解,故又称饱食痛;十二指肠溃疡疼痛常在两餐之间发生,至下次进餐后缓解,即疼痛-进食-缓解,故又称空腹痛或饥饿痛,部分患者也可出现午夜痛。

(2)其他:可有反酸、嗳气、恶心、呕吐、腹胀、食欲缺乏等消化不良的症状,或有失眠、多汗等自主神经功能失调的表现,病程长者可出现消瘦、体重下降和贫血。

2.体征

溃疡发作期上腹部可有局限性轻压痛,胃溃疡压痛点常位于剑突下稍偏左,十二指肠溃疡压痛点多在剑突下稍偏右。缓解期无明显体征。

3.并发症

(1)出血:是最常见的并发症。出血引起的临床表现取决于出血的量和速度,轻者仅表现为呕血与黑便,重者可出现休克征象。

(2)穿孔:急性穿孔是最严重的并发症,常见诱因有饮食过饱、饮酒、劳累、服用非类固醇类抗炎药等。表现为突发的剧烈腹痛,迅速蔓延至全腹,并出现腹肌紧张,弥漫性腹部压痛、反跳痛,肝浊音界缩小或消失,肠鸣音减弱或消失等体征,部分患者出现休克。慢性穿孔的症状不如急性穿孔剧烈,往往表现为腹痛节律的改变,常放射至背部。

(3)幽门梗阻:多由十二指肠溃疡或幽门管溃疡引起。溃疡急性发作时炎症水肿可引起暂时性梗阻,慢性溃疡愈合后形成瘢痕可致永久性梗阻。主要表现为上腹胀痛,餐后明显,频繁大量呕吐,呕吐物含酸性发酵宿食。严重呕吐可致脱水和低氯低钾性碱中毒,常继发营养不良和体重减轻。上腹部空腹振水音、胃蠕动波及插胃管抽液量超过 200 mL 是幽门梗阻的特征性表现。

(4)癌变:少数胃溃疡可发生癌变。对有长期胃溃疡病史、年龄在 45 岁以上、胃溃疡上腹痛的节律性消失、症状顽固且经严格内科治疗无效、粪便隐血试验持续阳性者,应考虑癌变,需进一步检查和定期随访。

(三)心理-社会状况

由于本病病程长、周期性发作和节律性腹痛,会使患者产生紧张、焦虑或抑郁等情绪,当并发出血、穿孔或癌变时,患者易产生恐惧心理。

(四)实验室及其他检查

1.胃镜及胃黏膜活组织检查

胃镜及胃黏膜活组织检查是确诊消化性溃疡首选的检查方法。胃镜检查可直接观察溃疡部位、病变大小和性质,还可在直视下取活组织做病理学检查及幽门螺杆菌检测。

2.X 线钡剂检查

龛影是溃疡的 X 线检查直接征象,对溃疡有确诊价值;激惹和变形等间接征象提示可能有溃疡的发生。

3.幽门螺杆菌检测

幽门螺杆菌检测是消化性溃疡诊断的常规检查项目,因为有无幽门螺杆菌感染决定治疗方案的选择。

4.粪便隐血试验

隐血试验阳性提示溃疡活动期,胃溃疡患者如隐血试验持续阳性,提示癌变的可能。

二、护理诊断及医护合作性问题

(1)疼痛:腹痛与胃酸刺激溃疡面,引起化学性炎症或并发穿孔等有关。
(2)营养失调(低于机体需要量):与疼痛所致摄食减少或频繁呕吐有关。
(3)焦虑:与溃疡反复发作、迁延不愈或出现并发症使病情加重有关。
(4)潜在并发症:出血、穿孔、幽门梗阻、癌变。
(5)缺乏溃疡病防治知识。

三、治疗及护理措施

(一)治疗要点

本病的治疗目的是消除病因、控制症状、促进溃疡愈合、防止复发和防治并发症。

1.一般治疗

注意休息,劳逸结合,饮食规律,戒烟、戒酒,消除紧张、焦虑情绪,停用或慎用非类固醇类抗炎药等。

2.药物治疗

(1)降低胃酸药物:有碱性抗酸药和抑制胃酸分泌药两大类。

碱性抗酸药:如氢氧化铝、铝碳酸镁及其复方制剂等,能中和胃酸、缓解疼痛,因其疗效差,不良反应较多,现很少应用。

抑制胃酸分泌的药物。①H_2受体拮抗药:是目前临床使用最为广泛的抑制胃酸分泌、治疗消化性溃疡的药物。常用药物有西咪替丁、雷尼替丁和法莫替丁等,4~6周为1个疗程。②质子泵抑制药:是目前最强的抑制胃酸分泌药物,其解除溃疡疼痛,促进溃疡愈合的效果优于H_2受体拮抗药,且能抑制幽门螺杆菌的生长。常用药物有奥美拉唑、兰索拉唑和泮托拉唑等,疗程一般为6~8周。

(2)保护胃黏膜药物:常用硫糖铝、枸橼酸铋钾和米索前列醇。

(3)根除幽门螺杆菌药物:对于有幽门螺杆菌感染的消化性溃疡,无论初发或复发、活动或静止、有无并发症,均应予以根除幽门螺杆菌治疗。

3.手术治疗

对于大量出血经内科治疗无效、急性穿孔、瘢痕性幽门梗阻、胃溃疡疑有癌变、正规内科治疗无效的顽固性溃疡者可选择手术治疗。

(二)护理措施

1.病情观察

密切观察患者腹痛的规律和特点,与进食、服药的关系,呕吐物及粪便的颜色和性状;监测生命体征及腹部体征的变化。观察患者有无出血、穿孔、幽门梗阻和癌变征象,一旦发现及时通知医师,并配合做好各项护理工作。

2.生活护理

(1)适当休息:溃疡活动期且症状较重或有并发症者,应适当休息。

(2)饮食护理:基本要求同慢性胃炎。指导患者进餐定时定量、少食多餐、细嚼慢咽。选择营养丰富、易消化、低脂、适量蛋白质的食物,如脱脂牛奶、鸡蛋和鱼等;主食以面食为主,因其柔软、含碱且易消化,不习惯吃面食的患者则以软米饭或米粥代替;避免辛辣、油炸、过酸、过咸食物及浓茶、咖啡等刺激食物和饮料,以减少胃酸分泌。

3.药物治疗的护理

严格遵医嘱用药,注意观察药物的疗效及不良反应,并告知患者用药的注意事项。

(1)碱性抗酸药:应在饭后 1 小时和睡前服用,避免与奶制品、酸性食物及饮料同服。氢氧化铝凝胶能阻碍磷的吸收,引起磷缺乏症,长期大量服用还可引起严重便秘;服用镁制剂可引起腹泻。

(2)H_2受体拮抗药:应在餐中或餐后即刻服用,也可将一日的剂量在睡前顿服,若与抗酸药联用时,两药间隔 1 小时以上。静脉给药时要注意控制速度,避免低血压和心律失常的发生。长期大量应用西咪替丁可出现男性乳房肿胀、性欲减退、腹泻、眩晕、头痛、肌肉痉挛或肌痛、皮疹、脱发,偶见粒细胞减少、精神错乱等。

(3)质子泵抑制药:奥美拉唑可引起头晕,告知患者服药期间避免从事注意力高度集中的工作;兰索拉唑的主要不良反应有荨麻疹、皮疹、瘙痒、头痛、口干、肝功能异常等,不良反应严重时应及时停药;泮托拉唑的不良反应较少,偶有头痛和腹泻。

(4)保护胃黏膜药物:硫糖铝片应在餐前 1 小时服用,可有便秘、口干、皮疹、眩晕、嗜睡等不良反应;米索前列醇可引起子宫收缩,孕妇禁用。

(5)根除幽门螺杆菌药物:应在饭后服用抗生素,可尽量减少对胃黏膜的刺激,服药要定时定量,以达到根除幽门螺杆菌的目的。

4.并发症的护理

(1)穿孔:急性穿孔时,禁食并胃肠减压,做好术前准备工作;慢性穿孔时,密切观察疼痛的性质,指导患者遵医嘱用药。

(2)幽门梗阻:观察患者呕吐物的性状,准确记录出入液量,重者禁食禁水、行胃肠减压,及时纠正水、电解质、酸碱平衡紊乱。

(3)出血:出血患者按出血护理常规护理。

5.心理护理

正确评估患者及家属的心理反应,告知患者及家属,经过正规治疗和积极预防,溃疡是可以痊愈的,并说明不良情绪会诱发和加重病情,使患者树立信心,消除紧张、恐惧心理。指导患者心理放松,转移注意力,保持乐观的情绪。

6.健康指导

(1)疾病知识指导:向患者及家属介绍导致溃疡发生及加重的相关因素;指导患者规律生活,保持乐观的心态,保证充足的睡眠和休息,适当锻炼,提高机体抵抗力;建立合理的饮食习惯和结构,戒除烟酒,避免摄入刺激性食物。

(2)用药指导:指导患者严格遵医嘱、正确服药,学会观察药物疗效和不良反应,不可自行停药和减量,以避免溃疡复发;忌用或慎用对胃黏膜有损害的药物,如阿司匹林、咖啡因、糖皮质激素等;若用药后腹痛节律改变或出现并发症应及时就医。

第三节 慢 性 胃 炎

慢性胃炎是指由多种原因引起的胃黏膜慢性炎症。其发病率在各种胃病中居首位,男性多于女性,各个年龄段均可发病,且随年龄增长发病率逐渐增高。慢性胃炎的分类方法很多,2000年全国慢性胃炎研讨会共识意见中采纳了国际上新悉尼系统的分类方法,将慢性胃炎分为浅表性(又称非萎缩性)、萎缩性和特殊类型3大类。慢性浅表性胃炎是指不伴有胃黏膜萎缩性改变的慢性炎症,幽门螺杆菌感染是其主要病因;慢性萎缩性胃炎是指胃黏膜已经发生了萎缩性改变,常伴有肠上皮化生,又分为多灶萎缩性胃炎和自身免疫性胃炎两大类;特殊类型胃炎种类很多,临床上较少见。

一、病因及诊断检查

(一)致病因素

1.幽门螺杆菌感染

幽门螺杆菌感染是慢性浅表性胃炎最主要的病因。幽门螺杆菌具有鞭毛,其分泌的黏液素可直接侵袭胃黏膜,释放的尿素酶可分解尿素产生 NH_3 中和胃酸,使幽门螺杆菌在胃黏膜定居和繁殖,同时还可以损伤上皮细胞膜;幽门螺杆菌产生的细胞毒素还可引起炎症反应和菌体壁诱导的自身免疫反应的发生,导致胃黏膜慢性炎症。

2.饮食因素

高盐饮食,长期饮烈酒、浓茶、咖啡,摄取过热、过冷、过于粗糙的食物等,均易引起慢性胃炎。

3.自身免疫

患者血液中存在自身抗体，如抗壁细胞抗体和抗内因子抗体，使壁细胞数目减少，胃酸分泌减少或缺失，还可使维生素 B_{12} 吸收障碍导致恶性贫血。

4.其他因素

各种原因引起的十二指肠液反流入胃，削弱或破坏胃黏膜的屏障功能；老年胃黏膜退行性病变；胃黏膜营养因子缺乏，如促胃液素（胃泌素）缺乏；服用非类固醇类抗炎药等，均可引起慢性胃炎。

(二)身体状况

慢性胃炎起病缓慢，病程迁延，常反复发作，缺乏特异性症状。由幽门螺杆菌感染引起的慢性胃炎患者多数无症状；部分患者有上腹不适、腹部隐痛、腹胀、食欲缺乏、恶心和呕吐等消化不良的表现；少数患者可有少量上消化道出血；自身免疫性胃炎患者可出现明显厌食、体重减轻和贫血。体格检查可有上腹部轻压痛。

(三)心理-社会状况

病情反复、病程迁延不愈可使患者出现烦躁、焦虑等不良情绪。

(四)实验室及其他检查

1.胃镜及活组织检查

胃镜及活组织检查是诊断慢性胃炎最可靠的方法。慢性浅表性胃炎可见红斑（点状、片状或条状）、黏膜粗糙不平、出血点或出血斑；慢性萎缩性胃炎可见黏膜呈颗粒状、黏膜血管显露、色泽灰暗、皱襞细小。

2.幽门螺杆菌检测

可通过侵入性（如快速尿素酶试验、组织学检查和幽门螺杆菌培养等）和非侵入性（如 ^{13}C 或 ^{14}C 尿素呼气试验、粪便幽门螺杆菌抗原检测和血清学检查等）方法检测幽门螺杆菌。

3.胃液分析

自身免疫性胃炎时，胃酸缺乏；多灶萎缩性胃炎时，胃酸分泌正常或偏少。

4.血清学检查

自身免疫性胃炎时，血清抗壁细胞抗体和抗内因子抗体可呈阳性，血清胃泌素水平明显升高；多灶萎缩性胃炎时，血清胃泌素水平正常或偏低。

二、护理诊断及医护合作性问题

(一)疼痛

腹痛与胃黏膜炎性病变有关。

(二)营养失调

营养失调与厌食、消化吸收不良等有关。

(三)焦虑

焦虑与病情反复、病程迁延有关。

(四)潜在并发症

癌变。

(五)知识缺乏

缺乏对慢性胃炎病因和预防知识的了解。

三、治疗及护理措施

(一)治疗要点

治疗原则是积极去除病因,根除幽门螺杆菌感染,对症处理,防止癌前病变。

1.病因治疗

(1)根除幽门螺杆菌感染:目前多采用的治疗方案是以胶体铋剂或质子泵抑制药为基础加上两种抗生素的三联治疗方案。如常用奥美拉唑或枸橼酸铋钾,与阿莫西林及甲硝唑或克拉霉素 3 种药物联用,两周为 1 个疗程。治疗失败后再治疗比较困难,可换用两种抗生素,或采用胶体铋剂和质子泵抑制药合用的四联疗法。

(2)其他病因治疗:因非类固醇类抗炎药引起者,应立即停药并给予止酸药或硫糖铝;因十二指肠液反流引起者,应用硫糖铝或氢氧化铝凝胶吸附胆汁;因胃动力学改变引起者,应给予多潘立酮或莫沙必利等。

2.对症处理

有胃酸缺乏和贫血者,可用胃蛋白酶合剂等以助消化;对于上腹胀满者,可选用胃动力药、理气类中药;有恶性贫血时可肌内注射维生素 B_{12}。

3.胃黏膜异型增生的治疗

异型增生是癌前病变,应定期随访,给予高度重视。对不典型增生者可给予维生素 C、维生素 E、β-胡萝卜素、叶酸和微量元素硒预防胃癌的发生;对已经明确的重度异型增生可手术治疗,目前多采用内镜下胃黏膜切除术。

(二)护理措施

1.病情观察

主要观察患者有无上腹不适、腹胀、食欲缺乏等消化不良的表现;观察腹痛的部位、性质,呕吐物与大便的颜色、量及性状;评估实验室及胃镜检查结果。

2.饮食护理

(1)营养状况评估:观察并记录患者每天进餐次数、量和品种,以了解患者的营养摄入状况。定期监测体重,监测血红蛋白浓度、血清蛋白等有关营养指标的变化。

(2)制订饮食计划:①与患者及其家属共同制订饮食计划,以营养丰富、易消化、少刺激为主要原则。②胃酸低者可适当食用刺激胃酸分泌或酸性的食物,如浓肉汤、鸡汤、山楂、食醋等;胃酸高者应指导患者避免食用酸性和多脂肪的食物,可进食牛奶、菜泥、面包等。③鼓励患者养成良好的饮食习惯,进食应规律,少食多餐,细嚼慢咽。④避免摄入过冷、过热、过咸、过甜、辛辣和粗糙的食物,戒除烟酒。⑤提供舒适的进餐环境,改进烹饪技巧,保持口腔清洁卫生,以促进患者的食欲。

3.药物治疗的护理

(1)严格遵医嘱用药,注意观察药物的疗效及不良反应。

(2)枸橼酸铋钾:宜在餐前半小时服用,因其在酸性环境中方起作用;服药时要用吸管直接吸入,防止将牙齿、舌染黑;部分患者服药后出现便秘或黑便,少数患者有恶心、一过性血清转氨酶升高,停药后可自行消失,极少数患者可能出现急性肾衰竭。

(3)抗菌药物:服用阿莫西林前应详细询问患者有无青霉素过敏史,用药过程中要注意观察有无变态反应的发生;服用甲硝唑可引起恶心、呕吐等胃肠道反应及口腔金属味、舌炎、排尿困难等不良反应,宜在餐后半小时服用。

(4)多潘立酮及西沙必利:应在餐前服用,不宜与阿托品等解痉药合用。

4.心理护理

护理人员应主动安慰、关心患者,向患者说明不良情绪会诱发和加重病情,经过正规的治疗和护理慢性胃炎可以康复。

5.健康指导

向患者及家属介绍本病的有关知识、预防措施等;指导患者避免诱发因素,保持愉快的心情,生活规律,养成良好的饮食习惯,戒除烟酒;向患者介绍服用药物后可能出现的不良反应,指导患者按医嘱坚持用药,定期复查,如有异常及时复诊。

第四节 肝 硬 化

一、疾病概述

(一)概念和特点

肝硬化是各种慢性肝病发展的晚期阶段。病理上,以肝脏弥漫性纤维化、再生结节和假小叶形成为特征;临床上,起病隐匿,病程发展缓慢,晚期以肝功能减退和门静脉高压为主要表现,常出现多种并发症。

肝硬化是临床常见病,世界范围内的年发病率为(25～400)/10万,发病高峰年龄在35～50岁,男性多见,出现并发症时死亡率高。

(二)相关病理生理

肝硬化的病理改变主要是正常肝小叶结构被假小叶所替代,在大体形态上,肝脏早期肿大、晚期明显缩小,质地变硬。

肝硬化的病理生理改变主要是肝功能减退(失代偿)和门静脉高压,临床上表现为由此而引起的多系统、多器官受累所产生的症状和体征,进一步发展可产生一系列并发症。

(三)肝硬化的病因

引起肝硬化的病因很多,在我国以病毒性肝炎为主,欧美国家以慢性酒精中毒多见。

(1)病毒性肝炎:主要为乙型、丙型和丁型肝炎病毒的重叠感染,通常经过慢性肝炎阶段演变而来,急性或亚急性肝炎如有大量肝细胞坏死和肝纤维化可以直接演变为肝硬化,乙型和丙型或丁型肝炎病毒的重叠感染可加速发展至肝硬化。

(2)慢性酒精中毒:长期大量饮酒(一般为每天摄入酒精80 g达10年以上),乙醇及其代谢产物(乙醛)的毒性作用,引起酒精性肝炎,继而可发展为肝硬化。

(3)非酒精性脂肪性肝炎:非酒精性脂肪性肝炎可发展成肝硬化。

(4)胆汁淤积:持续肝内胆汁淤积或肝外胆管阻塞时,高浓度胆酸和胆红素对肝细胞有损害作用,可引起原发性胆汁性肝硬化或继发性胆汁性肝硬化。

(5)肝静脉回流受阻:慢性充血性心力衰竭、缩窄性心包炎、肝静脉阻塞综合征、肝小静脉闭塞等引起肝脏长期淤血缺氧,导致肝细胞坏死和纤维化。

(6)遗传代谢性疾病:先天性酶缺陷疾病致使某些物质不能被正常代谢而沉积在肝脏,如肝豆状核变性(铜沉积)、血色病(铁沉积)、α_1-抗胰蛋白酶缺乏症等。

(7)工业毒物或药物:长期接触四氯化碳、磷、砷等或服用双醋酚汀、甲基多巴、异烟肼等可引起中毒性或药物性肝炎而演变为肝硬化;长期服用甲氨蝶呤可引起肝纤维化继而发展为肝硬化。

(8)自身免疫性肝炎可演变为肝硬化。

(9)血吸虫病:虫卵沉积于汇管区,引起肝纤维化组织增生,导致窦前性门静脉高压,亦称为血吸虫病性肝硬化。

(10)隐源性肝硬化:部分原因不明的肝硬化。

(四)临床表现

1.代偿期肝硬化

症状轻且无特异性。可有乏力、食欲缺乏、腹胀不适等。患者营养状况一般,可触及肿大的肝脏、质偏硬,脾可肿大。肝功能检查正常或仅有轻度转氨酶异常。常在体检或手术中被偶然发现。

2.失代偿期肝硬化

临床表现明显,可发生多种并发症。

(1)症状。

全身症状:乏力为早期症状,其程度可自轻度疲倦至严重乏力。体重下降往往随病情进展而逐渐明显。少数患者有不规则低热,与肝细胞坏死有关,但注意与合并感染、肝癌鉴别。

消化道症状:食欲缺乏为常见症状,可有恶心,偶伴呕吐。腹胀亦常见,与胃肠积气、腹腔积液和肝脾肿大等有关,腹腔积液量大时,腹胀成为患者最难忍受的症状。腹泻往往表现为对脂肪和蛋白质耐受差,稍进油腻肉食即易发生腹泻。部分患者有腹痛,多为肝区隐痛,当出现明显腹痛时要注意合并肝癌、原发性腹膜炎、胆管感染、消化性溃疡等情况。

出血倾向:可有牙龈、鼻腔出血、皮肤紫癜,女性月经过多等。

与内分泌紊乱有关的症状:男性可有性功能减退、男性乳房发育,女性可发生闭经、不孕。部分患者有低血糖的表现。

门静脉高压症状:如食管胃底静脉曲张破裂而致上消化道出血时,表现为呕血及黑便;脾功能亢进可致血细胞减少,贫血而出现皮肤黏膜苍白。

(2)体征。

呈肝病容,面色黝黑而无光泽。晚期患者消瘦、肌肉萎缩。皮肤可见蜘蛛痣、肝掌,男性乳房发育。腹壁静脉以脐为中心显露至曲张,严重者脐周静脉突起呈水母状并可听见静脉杂音。黄疸提示肝功能储备已明显减退,黄疸呈持续性或进行性加深提示预后不良。腹腔积液伴或不伴下肢水肿是失代偿期肝硬化最常见的表现,部分患者可伴肝性胸腔积液,以右侧多见。

肝脏早期肿大可触及,质硬而边缘钝;后期缩小,肋下常触不到。半数患者可触及肿大的脾脏,常为中度,少数重度。

各型肝硬化起病方式与临床表现并不完全相同。如大结节性肝硬化起病较急进展较快,门静脉高压症相对较轻,但肝功能损害则较严重;血吸虫病性肝纤维化的临床表现则以门静脉高压症为主,巨脾多见,黄疸、蜘蛛痣、肝掌少见,肝功能损害较轻,肝功能试验多基本正常。

(五)辅助检查

1.实验室检查

血、尿、大便常规,血清免疫学,内镜,腹腔镜,腹腔积液和门静脉压力生化检查(以了解其病因、诱因及潜在的护理问题)。

2.肝功能检查

代偿期大多正常或仅有轻度的转氨酶异常,失代偿期普遍异常,且异常程度往往与肝脏的储备功能减退程度相关。具体表现为转氨酶升高,血清清蛋白下降、球蛋白升高,A/G 倒置,凝血酶原时间延长,结合胆红素升高等。

3.影像学检查

(1)X 线检查:食管静脉曲张时行食管吞钡 X 线检查显示虫蚀样或蚯蚓状充盈缺损,纵行黏膜皱襞增宽,胃底静脉曲张时胃肠钡餐可见菊花瓣样充盈缺损。

(2)腹部超声检查:B 超检查显示肝脏表面不光滑、肝叶比例失调、肝实质回声不均匀等,以及脾大、门静脉扩张和腹腔积液等超声图像。

(3)CT 和 MRI 对肝硬化的诊断价值与 B 超相似。

(六)治疗原则

本病目前无特效治疗,关键在于早期诊断,针对病因给予相应处理,阻止肝硬化进一步发展,后期积极防治并发症,终末期则只能有赖于肝移植。

二、护理评估

(一)一般评估

1.生命体征

伴感染时可有发热,心脏功能不全时可有呼吸、脉搏和血压的改变,余无明显特殊变化。

2.患病及治疗经过

询问本病的有关病因。例如,有无肝炎或输血史及心力衰竭、胆管疾病;有无长期接触化学毒物、使用损肝药物或嗜酒,其用量和持续时间。有无慢性肠道感染、消化不良、消瘦、黄疸、出血史。有关的检查、用药和其他治疗情况。

3.患者主诉及一般情况

饮食及消化情况。例如,食欲、进食量及食物种类、饮食习惯及爱好。有无食欲缺乏甚至畏食,有无恶心、呕吐、腹胀、腹痛,呕吐物和粪便的性质及颜色。日常休息及活动量、活动耐力、尿量及颜色等。

4.相关记录

体重、饮食、皮肤、肝脏大小、出入量、出血情况、意识等记录结果。

(二)身体评估

1.头颈部

(1)面部颜色有无异常,有无肝病面容、脱发。

(2)患者的精神状态,对人物、时间、地点的定向力(表情淡漠、性格改变或行为异常多为肝脏病的前驱表现)。

2.胸部

呼吸的频率和节律,有无呼吸浅速、呼吸困难和发绀,有无因呼吸困难、心悸而不能平卧,有无胸腔积液形成。

3.腹部

(1)测量腹围有无腹壁紧张度增加、脐疝、腹式呼吸减弱等腹腔积液征象。

(2)腹部有无移动性浊音,大量腹腔积液可有液波震颤。

(3)有无腹壁静脉显露,腹壁静脉曲张时在剑突下,脐周腹壁静脉曲张处可听见静脉连续性潺潺声(结合病例综合考虑)。

(4)肝脾大小、质地、表面情况及有无压痛(结合 B 超检查结果综合考虑)。

4.其他

是否消瘦,皮下脂肪消失、肌肉萎缩;皮肤是否干枯,有无黄染、出血点、蜘蛛痣、肝掌等。

(三)心理-社会评估

评估时应注意患者的心理状态,有无性格、行为的改变,有无焦虑、抑郁、易怒、悲观等情绪。并发肝性脑病时,患者可出现嗜睡、兴奋、昼夜颠倒等神经精神症状,应注意鉴别。评估患者及家属对疾病的认识及态度、家庭经济情况和社会支持等。

(四)辅助检查结果评估

1.血常规检查

有无红细胞减少或全血细胞减少。

2.血生化检查

肝功能有无异常,有无水、电解质和酸碱平衡紊乱,血氨是否增高,有无氮质血症。

3.腹腔积液检查

腹腔积液的性质是漏出液还是渗出液,有无找到病原菌或恶性肿瘤细胞。

4.其他检查

钡餐造影检查有无食管胃底静脉曲张,B超检查有无静脉高压征象等。

(五)常用药物治疗效果的评估

1.准确记录患者出入量(尤其是 24 小时尿量)

大量利尿可引起血容量过度降低,心排血量下降,血尿素氮增高。患者皮肤弹性减低,出现直立性低血压和少尿。

2.血生化检查的结果

长期使用噻嗪类利尿剂有可能导致水、电解质紊乱,产生低钠、低氯和低钾血症。

三、主要护理诊断/问题

(一)营养失调

低于机体需要量与肝功能减退、门静脉高压引起食欲缺乏、消化和吸收障碍有关。

(二)体液过多

与肝功能减退、门静脉高压引起钠水潴留有关。

(三)潜在并发症

1.上消化道出血

与食管胃底静脉曲张破裂有关。

2.肝性脑病

与肝功能障碍、代谢紊乱致神经系统功能失调有关。

四、护理措施

(一)休息与活动

睡眠应充足,生活起居有规律。代偿期患者无明显的精神、体力减退,可适当参加工作,避免过度疲劳;失代偿期患者以卧床休息为主,并根据病情适量活动,活动量以不加重疲劳感和其他症状为宜。腹腔积液患者宜平卧位,可抬高下肢,以减轻水肿。阴囊水肿者可用拖带托起阴囊,大量腹腔积液者卧床时可取半卧位,以减轻呼吸困难和心悸。

(二)合理饮食

既保证饮食营养又遵守必要的饮食限制是改善肝功能、延缓病情进展的基本措施。与患者共同制订符合治疗需要而又为其接受的饮食计划。饮食治疗原则:高热量、高蛋白质、高维生素、限制水钠、易消化饮食,并根据病情变化及时调整。

(三)用药护理

应严格按医嘱用药,并注意观察常用药的毒副作用,发现问题及时处理。如使用利尿药注意维持水、电解质和酸碱平衡,利尿速度不宜过快,以每天体重减轻不超过 0.5 kg 为宜。

(四)心理护理

多关心体贴患者,使患者保持愉快心情,帮助患者树立治病的信心。

(五)健康教育

1.饮食指导

切实遵循饮食治疗原则和计划,禁酒。

2.用药原则

遵医嘱按时、正确服用相关药物,加用药物需征得医师同意,以免加重肝脏负担和肝功能损害。让患者了解常用药物的不良反应及自我观察要点。

3.预防感染的措施

注意保暖和个人卫生保健。

4.适当活动计划

睡眠应充足,生活起居要有规律。制订个体化的活动计划,避免过度疲劳。

5.皮肤的保护

沐浴时应注意避免水温过高,或使用有刺激性的皂类和沐浴液,沐浴后使用性质柔和的润肤品;皮肤瘙痒者给予止痒处理,嘱患者勿用手抓搔,以免皮肤破损。

6.及时就诊的指标

(1)患者出现性格、行为改变等可能为肝性脑病的前驱症状时。

(2)出现消化道出血等其他并发症时。

五、护理效果评估

(1)患者自觉症状好转,食欲增加。

(2)患者尿量增加、体重减轻、水肿减轻及其他身体不适有所减轻。

(3)患者能正确记录出入量,测量腹围和体重。

第五章

普外科护理

第一节 急性乳腺炎

一、疾病概述

(一)概念

急性乳腺炎是乳腺的急性化脓性感染。多发生于产后 3～4 周的哺乳期妇女,以初产妇最常见。主要致病菌为金黄色葡萄球菌,少数为链球菌。

(二)相关病理生理

急性乳腺炎开始时局部可出现炎性肿块,数天后可形成单房性或多房性的脓肿。表浅脓肿可向外破溃或破入乳管自乳头流出;深部脓肿不仅可向外破溃,也可向深部穿至乳房与胸肌间的疏松组织中,形成乳房后脓肿。感染严重者,还可并发脓毒血症。

(三)病因与诱因

病因主要有以下几种。

1.乳汁淤积

乳汁是细菌繁殖的理想培养基,引起乳汁淤积的主要原因有:①乳头发育不良(过小或凹陷)妨碍哺乳;②乳汁过多或婴儿吸乳过少导致乳汁不能完全排空;③乳管不通(脱落上皮或衣服纤维堵塞)影响乳汁排出。

2.细菌入侵

当乳头破损时,细菌沿淋巴管入侵是感染的主要途径。细菌也可直接侵入乳管,上行至腺小叶而致感染。细菌主要来自婴儿口腔、母亲乳头或周围皮肤。多数发生于初产妇,因其缺乏哺乳经验;也可发生于断奶时,6 个月以后的婴儿已经长牙,易致乳头损伤。

(四)临床表现

1.局部表现

初期患侧乳房红、肿、胀、痛,可有压痛性肿块,随病情发展,症状进行性加重,数天后可形成单房性或多房性的脓肿。脓肿表浅时局部皮肤可有波动感和疼痛,脓肿向深部发展可穿至乳房与胸肌间的疏松组织中,形成乳房后脓肿和腋窝脓肿,并出现患侧腋窝淋巴结肿大、压痛。局部表现可有个体差异,应用抗生素治疗的患者,局部症状可被掩盖。

2.全身表现

感染严重者可并发败血症,出现寒战、高热、脉快、食欲减退、全身不适、白细胞计数升高等症状。

(五)辅助检查

1.实验室检查

白细胞计数及中性粒细胞比例增多。

2.B超检查

确定有无脓肿及脓肿的大小和位置。

3.诊断性穿刺

在乳房肿块波动最明显处或压痛最明显的区域穿刺,抽出脓液可确诊脓肿已经形成。脓液应做细菌培养和药敏试验。

(六)治疗原则

主要原则为控制感染,排空乳汁。脓肿形成以前以抗菌药治疗为主,脓肿形成后,需及时切开引流。

1.非手术治疗

(1)一般处理:①患乳停止哺乳,定时排空乳汁,消除乳汁淤积。②局部外敷,用25%硫酸镁湿敷,或采用中药蒲公英外敷,也可用物理疗法促进炎症吸收。

(2)全身抗菌治疗:原则为早期、足量应用抗生素。针对革兰阳性球菌有效的药物,如青霉素、头孢菌素等。由于抗生素可被分泌至乳汁,故避免使用对婴儿有不良影响的抗菌药,如四环素、氨基糖苷类、磺胺类和甲硝唑等。如治疗后病情无明显改善,则应重复穿刺以了解有无脓肿形成,或根据脓液的细菌培养和药敏试验结果选用抗生素。

(3)中止乳汁分泌:患者治疗期间一般不停止哺乳,因停止哺乳不仅影响婴儿的喂养,且提供了乳汁淤积的机会。但患侧乳房应停止哺乳,并以吸乳器或手法按摩排出乳汁,局部热敷。若感染严重或脓肿引流后并发乳瘘(切口常出现乳汁),需回乳,常用方法:①口服溴隐亭 1.25 mg,每天 2 次,服用 7~14 天;或口服己烯雌酚 1~2 mg,每天 3 次,2~3 天。②肌内注射苯甲酸雌二醇,每次 2 mg,每天 1 次,至乳汁分泌停止。③中药炒麦芽,每天 60 mg,分 2 次煎服或芒硝外敷。

2.手术治疗

脓肿形成后切开引流。于压痛、波动最明显处先穿刺抽吸取得脓液后,于该处切开放置引流,脓液做细菌培养及药物敏感试验。脓肿切开引流时注意:①切口一般呈放射状,避免损伤乳管引起乳瘘;乳晕部脓肿沿乳晕边缘做弧形切口;乳房深部较大脓肿或乳房后脓肿,沿乳房下缘做弧形切口,经乳房后间隙引流。②分离多房脓肿的房间隔以利引流。③为保证引流通畅,引流条应放在脓腔最低部位,必要时另加切口做对口引流。

二、护理评估

(一)一般评估

1.生命体征

评估是否有体温升高、脉搏加快。急性乳腺炎患者通常有发热,可有低热或高热;发热时呼吸、脉搏加快。

2.患者主诉

询问患者是否为初产妇,有无乳腺炎、乳房肿块、乳头异常溢液等病史;询问有无乳头内陷;评估有无不良哺乳习惯,如婴儿含乳睡觉、乳头未每天清洁等;询问有无乳房胀痛、浑身发热、无力、寒战等症状。

3.相关记录

体温、脉搏、皮肤异常等记录结果。

(二)身体评估

1.视诊

乳房皮肤有无红、肿、破溃、流脓等异常情况;乳房皮肤红肿的开始时间、位置、范围、进展情况。

2.触诊

评估乳房乳汁淤积的位置、范围、程度及进展情况;乳房有无肿块,乳房皮下有无波动感,脓肿是否形成,脓肿形成的位置、大小。

(三)心理-社会评估

评估患者心理状况,是否担心婴儿喂养与发育、乳房功能及形态改变。

(四)辅助检查阳性结果评估

患者血常规检查示血白细胞计数及中性粒细胞比例升高提示有炎症的存在;根据 B 超检查的结果判断脓肿的大小及位置,诊断性穿刺后方可确诊脓肿形成;根据脓液的药物敏感试验选择合适的抗生素。

(五)治疗效果的评估

1.非手术治疗评估要点

应用抗生素是否有效果,乳腺炎症是否得到控制,患者体温是否恢复正常;回乳措施是否起效,乳汁淤积情况有无改善,患者乳房肿胀疼痛有无减轻或加重;患者是否了解哺乳卫生和预防乳腺炎的知识,情绪是否稳定。

2.手术治疗评估要点

手术切开排脓是否彻底;伤口愈合情况是否良好。

三、主要护理诊断(问题)

(一)疼痛

与乳汁淤积、乳房急性炎症使乳房压力显著增加有关。

(二)体温过高

与乳腺急性化脓性感染有关。

(三)知识缺乏

与不了解乳房保健和正确哺乳的知识有关。

(四)潜在并发症

乳瘘。

四、主要护理措施

(一)对症处理

定时测患者体温、脉搏、呼吸、血压,监测白细胞计数及分类变化,必要时做血培养及药物敏感试验。密切观察患者伤口敷料引流、渗液情况。

1.发热

高热者给予冰袋、乙醇擦浴等物理降温措施,必要时遵医嘱应用解热镇痛药;脓肿切开引流后,保持引流通畅,定时更换切口敷料。

2.缓解疼痛

(1)患乳暂停哺乳,定时用吸乳器吸空乳汁。若乳房肿胀过大,不能使用吸乳器,应每天坚持用手揉挤乳房以排空乳汁,防止乳汁淤积。

(2)用乳罩托起肿大的乳房以减轻疼痛。

(3)疼痛严重时遵医嘱给予止痛药。

3.炎症

炎症已经发生:①消除乳汁淤积:用吸乳器吸出乳汁或用手顺乳管方向加压按摩,使乳管通畅。②局部热敷:每次 20～30 分钟,促进血液循环,利于炎症消散。

(二)饮食与运动

给予高蛋白、高维生素、低脂肪的食物,保证足量水分的摄入。注意休息,适当运动,劳逸结合。

(三)用药护理

遵医嘱早期使用抗菌药,根据药物敏感试验选择合适的抗菌药,注意评估患者有无药物不良反应。

(四)心理护理

观察了解患者心理状况,给予必要的与疾病有关的知识宣教,抚慰其紧张急躁情绪。

(五)健康教育

1.保持乳头和乳晕清洁

每次哺乳前后清洁乳头,保持局部干燥清洁。

2.纠正乳头内陷

妊娠期每天挤捏、提拉乳头。

3.养成良好的哺乳习惯

定时哺乳,每次哺乳时让婴儿吸净乳汁,如有淤积及时用吸乳器或手法按摩排出乳汁;培养婴儿不含乳头睡眠的习惯;注意婴儿口腔卫生,及时治疗婴儿口腔炎症。

4.及时处理乳头破损

乳晕破损或皲裂时暂停哺乳,用吸乳器吸出乳汁哺乳婴儿;局部用温水清洁后涂以抗菌药软膏,待愈合后再行哺乳;症状严重时及时诊治。

五、护理效果评估

（1）患者的乳汁淤积情况有无改善，是否学会了正确排出淤积乳汁的方法，是否坚持每天挤出已经淤积的乳汁，回乳措施是否产生效果，乳房胀痛有无逐渐减轻。

（2）患者乳房皮肤的红肿情况有无好转，乳房皮肤有无溃烂，乳房肿块有无消失或增大。

（3）患者应用抗生素后体温有无恢复正常，炎症有无消退、有无进一步发展为脓肿。

（4）患者脓肿有无及时切开引流，伤口愈合情况是否良好。

（5）患者是否了解哺乳卫生和预防乳腺炎的知识，焦虑情绪是否改善。

第二节 胃 癌

一、疾病概述

（一）概念

胃癌是我国最常见的恶性肿瘤之一。其发病率居各类肿瘤的首位，可发生于任何年龄，但以 40～60 岁多见，男女比例约为 2：1。每年约有 17 万人死于胃癌。

（二）相关病理生理

胃癌可发生于胃的任何部位，以胃窦幽门区最多，胃底贲门区次之，胃体部略少。起源于胃壁最表层的黏膜上皮细胞，可侵犯胃壁的不同深度和广度。根据癌组织浸润深度分为早期胃癌和进展期胃癌。癌灶局限在黏膜内或黏膜下层的称为早期胃癌；侵犯肌层或有转移到胃以外区域者称为进展期胃癌。

（三）病因与诱因

胃癌的确切病因至今尚未完全明确，目前认为下列因素与胃癌的发生有关。

（1）环境及饮食因素：胃癌发病率有明显的地域差别，中国、日本较北美、西欧等国家高，我国西北与东部沿海地区较南方地区高。长期食用腌制食品，熏、烤食品、发霉食物，缺乏新鲜蔬菜、水果，吸烟等都与胃癌的发生率有关。

（2）幽门螺杆菌感染：这是引发胃癌的主要因素之一。幽门螺杆菌能促使硝酸盐转化成亚硝酸盐及亚硝胺，并加速胃黏膜上皮细胞过度增殖导致癌变。

（3）遗传因素及免疫因素：胃癌有明显的家族聚集倾向。免疫功能低下的人胃癌发病率较高。

（4）癌前疾病和癌前病变：癌前疾病是指一些使胃癌发病危险性增高的良性疾病，如慢性萎缩性胃炎、胃息肉、胃溃疡、残胃炎、恶性贫血、巨大胃黏膜皱襞症（Menetrier 病）等。胃的癌前病变指的是容易发生癌变的病理组织学变化，如胃的不典型增生等。

（四）临床表现

1.症状

多无明显症状，部分可有上腹隐痛、嗳气、泛酸、食欲减退等轻度不适。随病情进展，上腹不适或疼痛日益加重。若癌灶位于贲门，可感到进食不通畅；若癌灶位于幽门，出现梗阻时，患者可呕吐出腐败的隔夜食物；癌肿破溃可有呕血和黑便；终末期胃癌常有消瘦、贫血、乏力、食欲缺乏、精神萎靡等恶病质症状，多有明显上腹部持续疼痛，如癌灶溃疡侵犯神经或骨膜引起疼痛。

2.体征

早期可没有明显体征，部分可有上腹部深压不适或疼痛。晚期可扪及上腹部肿块。若出现远处转移，可有肝大、腹腔积液、锁骨上淋巴结肿大等。

（五）辅助检查

1.实验室检查

血常规检查早期血检多正常，中、晚期可有不同程度的贫血、粪便潜血试验阳性。目前尚无对于胃癌诊断特异性较强的肿瘤标记物，CEA、CA50、CA72-4、CA19-9、CA242 等多个标记物的连续监测对于胃癌的诊疗和预后判断有一定价值。

2.影像学检查

上消化道 X 线钡餐造影有助于判断病灶范围，典型 X 线征象有龛影、充盈缺损、黏膜皱襞改变、蠕动异常及梗阻性改变；增强型 CT 可以清晰显示胃癌累及胃壁的范围、与周围组织的关系、有无较大的腹腔盆腔转移；PET-CT 扫描对判断是否是胃癌约有 80% 以上的准确性，并可了解全身有无转移灶，没有痛苦，但费用昂贵。

3.纤维胃镜检查

纤维胃镜检查是可发现早期胃癌的有效方法。可直接观察病变部位和范围,并可直接取病变部位做病理学检查。采用带超声探头的电子胃镜,可了解肿瘤浸润深度、周围脏器及淋巴结有无转移。

(六)治疗原则

早发现、早诊断、早治疗是提高胃癌疗效的关键。外科手术是治疗胃癌的主要手段,也是目前能治愈的唯一方法,对于中晚期胃癌,可辅以化疗、放疗以及免疫治疗等综合治疗,以提高疗效。

二、护理评估

(一)一般评估

1.生命体征

每天监测生命体征,如果出现发热、出血等症状应该加大监测力度。

2.患者主诉

了解患者有无嗳气、泛酸、食欲减退以及恶心、呕吐等消化道症状;了解有无上腹部胀痛及部位、性质、程度、持续时间、缓解方式;了解大便性状、颜色等;了解患者既往有无慢性胃炎、胃溃疡、胃息肉等病史;了解患者饮食喜好,是否吸烟喝酒,是否经常食用腌制、熏制食品;有无家族史。

(二)身体评估

视诊腹部有无异常隆起或凹陷,有无瘢痕或肠型;触诊腹壁紧张度如何;有无肿块以及压痛;叩诊有无移动性浊音;听诊肠鸣音是否正常。

(三)心理-社会评估

了解患者性格以及面对压力时的应对情况;对本疾病能否正确认识,是否配合治疗;有无焦虑、害怕等表现;了解患者收入以及住院费用支付情况;了解患者家庭、朋友、同事等社会支持情况。

(四)辅助检查阳性结果评估

1.实验室检查

血常规检查有无贫血,粪便潜血试验是否阳性。

2.影像学检查

上消化道 X 线钡餐造影有无龛影、充盈缺损、黏膜皱襞改变、蠕动异常及梗阻性改变;增强型 CT 中胃癌累及胃壁的范围、与周围组织的关系、有无较大的腹腔盆腔转移等。

3.纤维胃镜检查

纤维胃镜检查病变部位和范围,以及病理学检查结果。

(五)治疗效果评估

1.非手术治疗评估要点

上腹部疼痛是否得到缓解,营养缺乏是否得到改善,是否了解自身疾病相关的知识。

2.手术治疗评估要点

手术过程是否顺利,肿块是否切除全面,术后是否会出现出血、十二指肠残端破裂、吻合口瘘、消化道梗阻、倾倒综合征等并发症。

三、主要护理措施

(一)休息

环境良好、生活规律、劳逸结合,忌疲劳。

(二)饮食

胃癌患者要加强营养护理,纠正负氮平衡,提高手术耐受力和术后恢复的效果。能进食者给予高热量、高蛋白、高维生素的食物,食物应新鲜易消化。对于不能进食或禁食患者,应从静脉补给足够能量、氨基酸类、电解质和维生素,必要时可实施全胃肠外营养(TPN)。对化疗的患者应适当减少脂肪、蛋白含量高的食物,多食绿色蔬菜和水果,以利于消化和吸收。

术后饮食需结合对饮食耐受情况及胃肠容量酌情调整进食量及种类、进食间隔和次数。术后初期一般采用特殊途径供给营养,如静脉营养或肠内营养。术后3~4天排气功能、胃肠功能恢复后,可渐进食,通常应循以下原则。

1.少食多餐

因术后接纳食物的空间明显缩小,每餐食量也不能多,只能少食多餐才能满足机体对营养的需求,以每天8~10餐开始为宜,术后1个月左右逐渐改为5~6餐,3~6个月后逐渐改为3~4餐。因各人情况不同,没有绝对标准,主要根据食后是否不适来决定每次进餐量和间隔时间。主食与配菜应选稀、软且易于消化的食物。由于患者短期内并不习惯小胃或无胃的状态,往往容易按术前习惯吃喝导致胀满难受、胃排空障碍甚至吻合口开裂,所以千万不可暴饮暴食。

2.多食蛋白质丰富食物

术后初期应按照无渣清流食、少渣流食、半流食、软食、普食顺序进食。流质饮食以米汤、蛋汤、菜汤、藕粉、肠内营养制剂、奶、蛋白粉为宜。半流食应选高蛋白、高热量、高维生素、低脂肪、新鲜易消化的食物;动物性蛋白最好来源是鱼类,也可食蛋羹、酸奶;植物性蛋白以豆腐为佳。进普食后,应多食蔬菜、水果。

3.少食甜食和脂肪

应避免摄入大量过甜食物以引起不适。脂肪供能不超总能量35%,少食畜肉脂肪,应食易消化吸收的脂肪,如植物油、奶油、蛋黄等。

4.食物禁忌

(1)忌食冰冷、过烫食物。

(2)忌辛辣刺激性强的调味品。

(3)忌饮烈酒、浓茶等刺激性饮料。

(4)避免过于粗糙食物,如油炸食物。

5.预防贫血

胃癌次全切除尤其全胃切除后,易发生缺铁性贫血,因此,可适当食用瘦肉、鱼、虾、动物血、动物肝以及大枣、绿叶菜、芝麻酱等富含蛋白质与铁质的食品。

6.细嚼慢咽

术后胃研磨功能减弱,对于较粗糙不易消化的食物,应细嚼慢咽。

放化疗期间饮食:增强营养可使癌细胞生长,活跃生长的癌细胞更易被放化疗损伤,因此放化疗期间应该增加营养摄入,宜补充高蛋白质食品。若食欲缺乏、恶心呕吐,可以:①增加开胃食品,如山楂、萝卜、香草、陈皮等。②少食多餐。③更换食谱,改变烹调方法。④食物要比较熟烂便于消化吸收。⑤多吃维生素含量高的生拌凉菜和水果。实在难以进食者应给予肠内营养或静脉营养支持。

(三)手术护理

1.术前注意患者的营养与进食情况

按病情给予高蛋白、高热量、高维生素少渣软食、半流食或流食。纠正水、电解质紊乱,准确记录出入量,对重度营养不良、血浆蛋白低、贫血者,术前补蛋白质或输血。有幽门梗阻者,术前3天每晚用温盐水洗胃,消除胃内积存物,减轻胃黏膜水肿。严重幽门梗阻者,应于术前1~3天做胃肠减压,使胃体积缩小。予术日晨放置胃管,抽尽胃液后留置胃管。

2.术后严密观察生命体征

硬膜外麻醉4~6小时或全麻清醒血压、脉搏平稳后半坐卧位。注意保持卧位正确,以利呼吸和腹腔引流。鼓励深呼吸、咳痰、翻身及早期活动,预防肺部感染及其他并发症。注意口腔卫生,预防腮腺炎。

3.腹腔引流

腹腔引流管接无菌瓶,每3天更换1次,以防逆行感染。必须严密观察引流液的颜色、性质、量,并准确记录。一般在24小时内量多,为血浆样渗出液,以后逐渐减少。如引流液为鲜红色,且超过500 mL应考虑有出血。要勤巡视,随时观察引流管是否通畅以及有无扭曲、脱落。

4.持续胃肠减压

保持胃管通畅,以减少胃内容物对吻合口的刺激,预防吻合口水肿和吻合口瘘。每2小时用生理盐水冲洗胃管1次,每次量不超过20 mL,并相应吸出,避免压力过大、冲洗液过多而引起出血。注意引流液的性质及量,并准确记录引流量。如抽出鲜血,必须及时报告医师处理。胃管应妥善固定,不可随意移动,并注意有无脱落或侧孔吸胃壁,使胃肠减压停止。

5.术后饮食

术后3天禁食、禁水,静脉补液,每天3 000 mL左右。在停止胃肠减压后,可饮少量水。次全胃切除术和全胃切除术的术后饮食要求有一定的区别。

(四)心理护理

对胃癌患者,在护理工作中要注意发现患者的情绪变化,护士要注意根据患者的需要程度和接受能力提供信息;要尽可能采用非技术性语言使患者能听得懂,帮助分析治疗中的有利条件和进步,使患者看到希望,消除患者的顾虑和消极心理,增强对治疗的信心,能够积极配合治疗和护理。

(五)健康教育

在平时的饮食方面应注意:①不吃或少吃含有亚硝胺类物质的食物,如咸鱼、香肠及酸菜等。②多吃新鲜蔬菜,避免多吃过度刺激性饮食。节制烟酒,定时饮食。饮食适度,防止暴饮暴食,以减少胃炎和胃溃疡的发生。③积极治疗萎缩性胃炎、胃溃疡等疾病,并应定期复查。④一经确诊为多发性息肉或直径大于2 cm的单发性息肉,应及时采取手术治疗。⑤对有柏油样便者,无论有无胃部症状,都应该到医院做进一步检查。

四、护理效果评估

(1)患者上腹部疼痛不适是否得到缓解。

(2)患者营养缺乏是否得到改善。

(3)患者是否了解自身疾病的相关知识,情绪是否稳定,是否积极配合治疗。

（4）手术后有无出血、十二指肠残端破裂、吻合口瘘、消化道梗阻、倾倒综合征等并发症。如果出现,是否能得到及时正确的处理。

第三节 肠 梗 阻

一、疾病概述

(一)概念

肠梗阻指肠内容物由于各种原因不能正常运行,在通过肠道过程中受阻,为常见急腹症之一。在起病初期,梗阻肠段先有解剖和功能性改变,继则发生体液和电解质的丢失、肠壁循环障碍、坏死和继发感染,最后可致毒血症、休克甚至死亡。

(二)相关病理生理

肠梗阻的主要病理生理改变为肠管膨胀、体液和电解质的丢失,以及感染和毒血症。这些改变的严重程度视梗阻部位的高低、梗阻时间的长短以及肠壁有无血液供应障碍而不同。

1.肠管膨胀

机械性肠梗阻时,一方面,食管上端括约肌发生反射性松弛,患者在吸气时不自觉地将大量空气吞入胃肠(肠腔积气的 70% 是咽下的空气,其中大部分是氮气,不易被胃肠吸收,其余 30% 的积气是肠内酸碱中和与细菌发酵作用产生的,或自血液弥散至肠腔的 CO_2、H_2、CH_4 等气体);另一方面,肠梗阻时大量液体和气体聚积在梗阻近端引起肠膨胀,而膨胀能抑制肠壁黏膜吸收水分,以后又刺激其增加分泌,如此,肠腔内液体越积越多,使肠膨胀进行性加重,肠腔压力逐渐增大(正常成人每天消化道分泌的唾液、胃液、胆液、胰液和肠液的总量约 8 L,绝大部分被小肠黏膜吸收,以保持体液平衡。在单纯性肠梗阻,肠管内压力一般较低,初时常低于 8 cmH_2O。但随着梗阻时间的延长,肠管内压力甚至可达到 18 cmH_2O。结肠梗阻时肠腔内压力平均多在 25 cmH_2O 以上,甚至有时可高到 52 cmH_2O)。肠腔膨胀可引起肠蠕动增强,导致肠绞痛。肠管内压力增高可使肠壁静脉回流障碍,引起肠壁充血水肿,通透性增加。肠管内压力继续增高可使肠壁血流阻断,使单纯性肠梗阻变为绞窄性肠梗阻,严重的肠膨胀甚至可使横膈抬高,影响患者的呼吸功能和循环功能。

2.体液和电解质的丢失

肠梗阻时肠膨胀可引起反射性呕吐。高位小肠梗阻时呕吐频繁,大量水分和电解质被排出体外。如梗阻位于幽门或十二指肠上段,呕出过多胃酸,则易产生脱水和低氯低钾性碱中毒。如梗阻位于十二指肠下段或空肠上段,则重碳酸盐的丢失严重。低位肠梗阻,呕吐虽远不如高位者少见,但因肠黏膜吸收功能下降而分泌液量增多,梗阻以上肠腔中积留大量液体,有时多达 5～10 L,内含大量碳酸氢钠。这些液体虽未被排出体外,但封闭在肠腔内不能进入血液,等于体液的丢失。此外,过度的肠膨胀影响静脉血液回流,导致肠壁水肿和血浆外渗,在绞窄性肠梗阻时,血和血浆的丢失尤其严重。因此,患者多发生脱水伴少尿、氮质血症和酸中毒。如脱水持续,血液进一步浓缩,则导致低血压和低血容量休克。失钾和不进饮食所致的血钾过低可引起肠麻痹,进而加重肠梗阻的发展。

3.感染和毒血症

正常人的肠蠕动使肠内容物经常向前流动和更新,因此小肠内是无菌的,或只有极少数细菌。单纯性机械性小肠梗阻时,肠内即使有细菌和毒素也不能通过正常的肠黏膜屏障,因而危害不大。若梗阻转变为绞窄性,开始时,静脉血流被阻断,受累的肠壁渗出大量血液和血浆,使血容量进一步减少,继而动脉血流被阻断而加速肠壁的缺血性坏死。绞窄段肠腔中的液体含大量细菌(如梭状芽孢杆菌、链球菌、大肠埃希菌等)、血液和坏死组织,细菌的毒素以及血液和坏死组织的分解产物均具有极强的毒性。这种液体通过破损或穿孔的肠壁进入腹腔后,可引起强烈的腹膜刺激和感染,被腹膜吸收后,则引起脓毒血症。严重的腹膜炎和毒血症是导致肠梗阻患者死亡的主要原因。

除上述三项主要的病理生理改变之外,如发生绞窄性肠梗阻往往还伴有肠壁、腹腔和肠腔内的渗血,绞窄的肠襻越长,失血量越大,亦是导致肠梗阻患者死亡的原因之一。

(三)病因与诱因

按肠梗阻发生的基本原因可以分为 3 类。

1.机械性肠梗阻

机械性肠梗阻最常见。它是由于各种原因引起的肠腔狭窄,使肠内容物通过发生障碍。主要原因包括由于粘连与粘连带压迫、嵌顿性外疝或内疝、肠扭转、肠外肿瘤或腹块压迫等。肠腔内堵塞:结石粪块、寄生虫、异物等。肠管外受压:如肠扭转、腹腔内肿瘤压迫、粘连引起肠管扭曲、嵌顿疝等。肠壁病变:如肿瘤、肠套叠、先天性肠道闭锁等。

2.动力性肠梗阻

动力性肠梗阻是神经反射或毒素刺激引起肠壁肌肉功能紊乱,使肠蠕动消失或肠管痉挛,以致肠内容物无法正常通行,而本身无器质性肠腔狭窄。可分为麻痹性肠梗阻和痉挛性肠梗阻。麻痹性肠梗阻常见于腹部大手术后腹膜炎、腹部外伤、腹膜后出血、某些药物肺炎、脓胸脓毒血症、低钾血症或其他全身性代谢紊乱;痉挛性肠梗阻是肠管暂时性痉挛,多由肠道炎症及神经系统功能紊乱引起。

3.血运性肠梗阻

血运性肠梗阻是由于肠管血运障碍引起肠失去蠕动能力,肠内容物停止运行。肠系膜动脉栓塞或血栓形成和肠系膜静脉血栓形成为其主要病因。

(四)临床表现

1.腹痛

机械性肠梗阻发生时,由于梗阻部位以上强烈肠蠕动,表现为阵发性绞痛,疼痛多在腹中部,也可偏于梗阻所在的部位。腹部发作时可伴有肠鸣,自觉有"气块"在腹中窜动,并受阻于某一部位。有时能见到肠型和肠蠕动波。听诊为连续高亢的肠鸣音,或呈气过水音及金属音。如果腹痛间歇期不断缩短,以至成为剧烈的持续性腹痛,则应该警惕可能是绞窄性肠梗阻的发生。

2.呕吐

在肠梗阻早期,呕吐呈反射性,吐出物为食物或胃液;进食或饮水均可引起呕吐。此后,呕吐随梗阻部位高低而有所不同,一般是梗阻部位愈高,呕吐出现愈早、愈频繁。高位肠梗阻时呕吐频繁,吐出物主要为胃及十二指肠内容物。低位肠梗阻时,呕吐出现迟而少,吐出物可呈粪样。结肠梗阻时,呕吐到晚期才出现,呕吐物如呈棕褐色或血性,是肠管血运障碍的表现。麻痹性肠梗阻时,呕吐多呈溢出性。

3.腹胀

一般出现晚于其他三个症状,其程度与梗阻部位有关。高位肠梗阻腹胀不明显,但有时可见胃型。低位肠梗阻及麻痹性肠梗阻腹胀显著,遍及全腹。结肠梗阻时,如果回音瓣关闭良好,梗阻以上结肠可成闭襻,则腹周膨胀显著。腹部隆起不均匀对称,是肠扭转等闭襻性肠梗阻的特点。

4.停止肛门排气排便

完全性肠梗阻发生后,患者多不再排气排便。但梗阻早期,尤期是高位肠梗阻,可因梗阻以下肠内尚残存的粪便和气体,仍可自行或在灌肠后排出,不能因此而否定肠梗阻的存在。某些绞窄性肠梗阻,如肠套叠、肠系膜血管栓塞或血栓形成,则可排出血性黏液样粪便。

5.腹部体征

腹壁见肠型、膨胀、压缩,可有反跳痛和肌紧张,可触及包块。当有渗出时,可有移动性浊音,听诊时肠管里可有像水中过气样音,称"气过水声"。如果为麻痹性肠梗阻肠鸣音可消失。

(五)辅助检查

1.实验室检查

血常规检查单纯性肠梗阻早期无明显改变,随病情发展可出现白细胞计数升高、中性粒细胞比例升高(多见于绞窄性梗阻性肠梗阻);由于缺水可能使血红蛋白值、血细胞比容升高。水、电解质、钾和酸碱失衡;尿常规检查尿比重可增高;由于肠血运障碍时,呕吐物及粪便可含大量红细胞或潜血阳性。

2.影像学检查

站立位时见小肠"阶梯样"液平。平卧位时见积气肠管进入盆腔提示小肠梗阻;CT平扫见结肠肠腔扩张及结肠内气液平提示结肠梗阻;空气灌肠可见肠套叠处呈"杯口"状改变为肠套叠;钡剂灌肠X线检查见扭转部位钡剂受阻,钡影尖端呈"鸟嘴"形为乙状结肠扭转;X线平片检查见小肠、结肠均胀气明显为麻痹性肠梗阻;X线平片检查见孤立性肠襻绞窄性肠梗阻。

(六)治疗原则

肠梗阻的治疗包括非手术治疗和手术治疗,治疗方法的选择根据梗阻的原因、性质、部位以及全身情况和病情严重程度而定。不论采用何种治疗均首先纠正梗阻带来的水、电解质与酸碱紊乱,改善患者的全身情况。肠梗阻的治疗原则:①纠正水、电解质、酸碱平衡失调;②补充循环血量;③降低肠内张力;④使用抗生素,防治感染;⑤解除梗阻原因,恢复肠道通畅;⑥手术处理肠绞窄。

1.非手术治疗

(1)胃肠减压治疗:胃肠减压抽出积聚在梗阻上端的气体和液体,降低肠内张力,有利于改善肠壁血循环,减轻全身中毒症状,改善呼吸、循环功能。有效的胃肠减压对单纯性肠梗阻和麻痹性肠梗阻可达到解除梗阻的目的,对于需要手术者也是一种良好的术前准备。

（2）液体治疗：重点在纠正水、电解质、酸碱平衡失调，肠绞窄时因丢失大量血浆和血液，故在适当补液后应输全血或血浆。

（3）营养支持治疗：肠梗阻时手术或非手术治疗都有相当一段时间不能进食，所以营养支持很重要。一般的外周静脉输液通常达不到营养支持的要求，可采用全胃肠外营养，也就是通过静脉途径输注身体所必需的营养液。肠梗阻时采用全胃肠外营养，既可作为术前的准备，也可作为非手术治疗或术后不能及早进食的支持治疗。若肠梗阻解除和肠功能恢复，最好尽早开始饮食。不能进正常饮食的患者，可进要素膳食。

（4）抗生素治疗：肠梗阻时，在梗阻上端肠腔内细菌可迅速繁殖。肠梗阻患者应使用针对需氧菌和厌氧菌的抗生素。

2.手术治疗

对绞窄性肠梗阻经短期术前准备，补足血容量，应尽早手术。但若伴有休克，则需待休克纠正或好转后再进行手术比较安全。有时，估计已有肠坏死存在，而休克又一时难以纠正，则一边抗休克，一边手术，将坏死肠段切除，休克才会缓解。

肠梗阻的手术目的是解除梗阻原因，恢复肠道通畅，但具体手术方式应根据梗阻的原因、部位、性质、病程早晚以及全身状况来决定。如粘连性肠梗阻手术方式就很多，难易程度相差甚远，轻者仅需切断一条纤维束带，重者令术者难以操作，不得不切除大量肠襻，或行短路吻合，或做肠造口减压术以求缓解梗阻症状，更有甚者因粘连过重未能施行任何其他操作而中止手术，可见要处理好粘连性肠梗阻手术并非易事，需要在术前有完善的手术方案与良好的技术准备。

二、护理评估

（一）一般评估

1.生命体征

监测生命体征，如出现脱水，可能出现脉搏加快而细弱，血压降低；并发感染时体温可能升高，呼吸加快。

2.患者主诉

询问腹痛发生的时间、部位、性质、持续时间、如何缓解；有无呕吐，呕吐物性质、颜色、量；有无腹胀；何时停止排气、排便；有无消化系统疾病史；有无手术史。

（二）身体评估

1.视诊

腹壁是否膨胀；腹部有无瘢痕；有无肠型或蠕动波。

2.触诊

腹壁是否紧张；有无压痛、反跳痛和肌紧张；能否触及包块。

3.叩诊

有无移动性浊音。

4.听诊

肠鸣音的频率、强度；有无肠鸣音减弱或消失（麻痹性肠梗阻时可出现肠鸣音减弱或消失）；有无气过水声（机械性肠梗阻时，可出现肠鸣音亢进）。

（三）心理-社会评估

了解患者及家属的心理反应和心理承受能力，对本病的认识程度、治疗合作情况；有无焦虑表现，家庭经济以及社会支持情况。

（四）辅助检查阳性结果评估

1.实验室检查

单纯性肠梗阻血常规检查早期无明显改变，随病情发展可出现白细胞计数升高、中性粒细胞比例升高（多见于绞窄性肠梗阻）；由于缺水可能使血红蛋白值、血细胞比容升高。水、电解质钾和酸碱失衡；尿常规检查尿比重可增高；肠血运障碍时，呕吐物及粪便可含大量红细胞或潜血阳性。

2.影像学检查

站立位时见小肠"阶梯样"液平。平卧位时见积气肠管进入盆腔提示小肠梗阻；CT平扫见结肠肠腔扩张及结肠内气液平提示结肠梗阻；空气灌肠可见肠套叠处呈"杯口"状改变为肠套叠；钡剂灌肠X线检查见扭转部位钡剂受阻，钡影尖端呈"鸟嘴"形为乙状结肠扭转；腹部立位X线平片检查见小肠、结肠均胀气明显为麻痹性肠梗阻；X线平片检查见孤立性肠襻绞窄性肠梗阻。

（五）治疗效果评估

1.非手术治疗评估要点

腹痛、呕吐有无缓解；肠蠕动是否恢复；肠鸣音是否恢复正常；是否排便排气；有无出现水、电解质失衡现象；有无出现感染性休克表现。

2.手术治疗评估要点

手术过程是否顺利；手术切口有无渗血渗液；是否愈合良好；有无出现术后

肠粘连等。

三、主要护理诊断(问题)

(一)疼痛

与梗阻的肠内容物不能运行或通过障碍、肠蠕动增强或肠壁缺血有关。

(二)体液不足

与禁食、呕吐、肠腔积液、持续胃肠减压造成血容量不足有关。

(三)潜在并发症

肠坏死、腹膜炎、术后肠粘连等。

四、主要护理措施

(一)休息

手术回病房后根据麻醉给予适当的卧位,麻醉清醒后。血压、脉搏平稳给予半卧位。鼓励患者早期活动,以利于肠功能恢复,防止肠粘连。

(二)饮食

肠梗阻者应禁食,并留置胃肠减压管,待梗阻缓解后 12 小时方可进少量流食,但忌甜食和牛奶,以免引起肠胀气,48 小时后可尝试进半流食。手术后 2～3 天内禁食,进行胃肠减压,待肛门排气肠道功能开始恢复后,可拔出胃管,并在当日每 1～2 小时饮 20～30 mL 水,第 2 天喝米汤,第 3 天流食,1 周后改半流食,2 周后软饭。忌生冷、油炸及刺激性食物。

(三)用药护理

肠梗阻的治疗,在于缓解梗阻,恢复肠管的通畅,并及时纠正水与电解质紊乱,减少肠腔膨胀。包括持续胃肠减压,以减轻腹胀;根据肠梗阻的部位,梗阻的时间长短,以及化验检查的结果来进行水、电解质的补充,由于呕吐与胃肠减压所丢失的液体,与细胞外液相似,因此,补充的液体以等渗液为主。对严重脱水的患者,术前进行血容量的补充尤其重要,否则在麻醉情况下可引起血压下降。绞窄性肠梗阻,除补充等渗液外,血浆及全血的补充尤为重要,特别是在血压及脉率已发生改变时;补充液体时,保证输液通畅,并记录 24 小时出、入液体量,观察水、电解质失衡纠正情况等;合理应用抗生素,单纯性肠梗阻无须应用抗生素,但对于绞窄性肠梗阻则应使用抗生素,以减少细菌繁殖,预防感染,并减少毒素吸收,减轻中毒症状;经以上治疗若腹痛加重、呕吐未止、白细胞计数升高、体温也增高时,则必须进行手术治疗。

(四)心理护理

做好患者及家属的沟通解释工作,稳定其情绪,减轻焦虑恐惧;鼓励帮助患者面对和接受疾病带来的变化,尽快适应患者角色,增强战胜疾病的信心和勇气。

(五)健康教育

养成良好的卫生习惯,预防和治疗肠蛔虫病,不食不洁净的食物,不暴饮暴食,多吃易消化的食物,进食后不做剧烈运动;保持大便通畅,老年及肠功能不全者有便秘现象应及时给予缓泻剂,必要时灌肠,促进排便;对患有腹壁疝的患者,应予以及时治疗,避免因嵌顿、绞窄造成肠梗阻;如果出现腹痛、腹胀、呕吐等症状及时就诊。

五、护理效果评估

(1)患者腹痛、腹胀是否减轻。

(2)患者肠功能是否逐渐恢复(肠鸣音逐渐恢复正常),开始出现肛门排气排便。

(3)患者有没有发生水、电解质失衡,如有,是否得到及时处理。

(4)手术切口恢复良好,没有出现粘连性肠梗阻。

第四节 急性阑尾炎

一、疾病概述

(一)概念

急性阑尾炎是阑尾的急性化脓性感染,是外科急腹症中最常见的疾病,位居各种急腹症的首位。阑尾炎可在各个年龄段发病,以 20～30 岁的青壮年发病率最高,且男性发病率高于女性。大多数患者能获得良好的治疗效果。但是,因阑尾的解剖位置变异较多,病情变化复杂,有时诊断相当困难。

(二)相关病理生理

根据急性阑尾炎发病过程的病理解剖学变化,可分为 4 种病理类型。

1.急性单纯性阑尾炎

此期为阑尾病变的早期,病变以阑尾黏膜或黏膜下层较重。阑尾外观轻度肿胀,浆膜面充血并失去正常光泽,表面有少量纤维素性渗出物。

2.急性化脓性阑尾炎

急性化脓性阑尾炎又称急性蜂窝织炎性阑尾炎,常由急性单纯性阑尾炎发展而来。阑尾显著肿胀,浆膜高度充血,表面覆以脓性渗出物。阑尾周围的腹腔内有稀薄脓液,形成局限性腹膜炎。

3.坏疽性及穿孔性阑尾炎

坏疽性及穿孔性阑尾炎是一种重型的阑尾炎。阑尾病变进一步加剧,阑尾管壁坏死或部分坏死,呈暗紫色或黑色。由于管腔梗阻或积脓,压力升高,加重管壁血运障碍,严重者发生穿孔。若穿孔后局部未能被大网膜包裹,感染扩散,可引起急性弥漫性腹膜炎。

4.阑尾周围脓肿

急性阑尾炎化脓、坏疽或穿孔时,大网膜和邻近的肠管将阑尾包裹并形成粘连,即形成炎性肿块或阑尾周围脓肿。

急性阑尾炎的转归可有以下几种。①炎症消退:部分单纯性阑尾炎经及时的药物治疗后,炎症消退,大部分将转为慢性阑尾炎。②炎症局限:部分化脓、坏疽或穿孔性阑尾炎被大网膜和邻近肠管包裹粘连后,炎症局限,形成阑尾周围脓肿。③炎症扩散:阑尾炎症较重,发展快,未及时手术切除,又未能被大网膜包裹局限,炎症扩散,发展为弥漫性腹膜炎、门静脉炎或感染性休克等。

(三)病因与诱因

1.基本病因

阑尾管腔梗阻后并发感染是急性阑尾炎的基本病因。

(1)阑尾管腔阻塞:是急性阑尾炎的最常见病因。导致阑尾管腔阻塞的原因有:①淋巴滤泡明显增生,约占60%,多见于年轻人;②肠石阻塞:约占35%;③异物、炎性狭窄、食物残渣、蛔虫、肿瘤等,较少见;④阑尾的管腔细,开口狭小,系膜短,使阑尾卷曲呈弧形。

(2)细菌入侵:阑尾管腔阻塞后,细菌繁殖并分泌内毒素和外毒素,损伤黏膜上皮,形成溃疡,细菌经溃疡面进入阑尾肌层引起急性炎症。

2.诱因

饮食生冷和不洁食物、便秘、急速奔走、精神紧张,导致肠功能紊乱,妨碍阑尾的血液循环和排空,为细菌感染创造了条件。另外,饮食习惯、生活方式也与阑尾炎发病有关。

（四）临床表现

1.症状

典型表现为转移性右下腹痛,疼痛多开始于中上腹或脐周,数小时(6~8小时)后腹痛转移并固定于右下腹,呈持续性。70%~80%的患者具有此典型的腹痛特点,部分患者也可在发病初即表现为右下腹痛,并伴有轻度厌食、恶心、呕吐、便秘、腹泻等胃肠道反应。早期有乏力、头痛,炎症加重时有发热、心率增快等中毒症状。

2.体征

右下腹压痛是急性阑尾炎最常见的重要体征。压痛点通常位于麦氏点,可随阑尾位置变化而改变,但压痛点始终在一个固定位置上,伴有腹肌紧张、反跳痛、肠鸣音减弱或消失等腹膜刺激征象。阑尾周围脓肿时,右下腹可扪及压痛性包块。其他可协助诊断的体征有结肠充气试验、腰大肌试验、闭孔内肌试验和直肠指诊。

（五）辅助检查

1.实验室检查

多数急性阑尾炎患者血液中的白细胞计数和中性粒细胞比例增高。

2.影像学检查

腹部 X 线平片可见盲肠扩张和液气平面。B 超检查有时可发现肿大的阑尾或脓肿。CT 扫描可获得与 B 超相似的结果,对阑尾周围脓肿更有帮助。

（六）治疗原则

一旦确诊,绝大多数急性阑尾炎应早期手术治疗。但对于早期单纯性阑尾炎、阑尾周围脓肿已局限、病程超过 72 小时、病情趋于好转、严重器质性疾病、手术禁忌者,可采用非手术治疗。

1.非手术治疗

包括用抗菌药物控制感染、严密观察病情变化、休息、禁食及输液等全身支持疗法。一般在 24~48 小时内,炎症可逐渐消退,如治疗效果不明显或病情加重,应及时改行手术治疗。

2.手术治疗

根据急性阑尾炎的临床类型,选择不同手术方法。

(1)急性单纯性阑尾炎:行阑尾切除术,切口一期缝合。有条件时也可采用腹腔镜进行阑尾切除术。

(2)急性化脓性或坏疽性阑尾炎:行阑尾切除术,若腹腔已有脓液,可清除脓液后关闭腹腔,留置引流管。

(3)阑尾周围脓肿:先行非手术治疗,如肿块缩小,体温正常者,3个月后再行手术切除阑尾。非手术治疗过程中,如无局限趋势,应行脓肿切开引流术,伤口愈合3个月后再行阑尾切除术。

二、护理评估

(一)一般评估

1.生命体征

一般只有低热,无寒战;炎症重时出现中毒症状,可表现为心率增快、体温升高,体温可达 38 ℃左右;阑尾穿孔形成腹膜炎者,出现寒战、体温明显升高(39 ℃或 40 ℃)。

2.患者主诉

是否有转移性右下腹痛;是否伴恶心、呕吐等。

3.相关记录

饮食习惯,如有无不洁食物史;有无经常进食高脂肪、高糖、少纤维食物等;发作前有无剧烈活动;腹痛的特点、部位、程度、性质、疼痛持续的时间以及腹痛的诱因、有无缓解和加重的因素等。

(二)身体评估

1.视诊

无特殊。

2.触诊

腹部压痛的部位;麦氏点有无固定压痛;有无腹肌紧张、压痛、反跳痛等腹膜刺激征;右下腹有无扪及压痛性包块。

3.叩诊

无特殊。

4.听诊

肠鸣音有无减弱或消失。

(三)心理-社会评估

急性阑尾炎常常突然发作,腹痛明显,且需急诊手术治疗,患者可因毫无心理准备而产生焦虑和恐惧。术前应了解患者的心理状况,对疾病及手术治疗有关知识的了解程度。同时,评估其家庭经济情况及手术治疗的经济承受能力。

(四)辅助检查阳性结果评估

评估血白细胞计数和中性粒细胞比例是否增高;了解腹部立位 X 线检查是否提示盲肠扩张,CT 或 B 超是否提示阑尾肿大或脓肿形成等。

(五)治疗效果的评估

1.非手术治疗评估要点

观察患者体温、脉搏、呼吸和血压有无变化;观察患者腹部症状和体征的变化,尤其注意腹痛的变化,如出现右下腹痛加剧、发热,血白细胞计数增高和中性粒细胞比例上升,应做好急诊手术的准备。

2.手术治疗评估要点

观察患者体温、脉搏、呼吸和血压有无变化;注意倾听患者的主诉;观察患者腹部体征有无变化;引流管是否妥善固定,引流是否通畅;切口局部是否有胀痛或跳痛、红肿、压痛,甚至出现波动等。

三、主要护理诊断(问题)

(一)疼痛

与阑尾炎症刺激壁腹膜或手术创伤有关。

(二)潜在并发症

(1)切口感染:与手术污染、存留异物和血肿、引流不畅等有关。

(2)腹腔感染或脓肿:与阑尾残端结扎不牢、缝线脱落、全身抵抗力弱等有关。

(3)出血:与阑尾系膜的结扎线脱落有关。

(4)粘连性肠梗阻:与局部炎性渗出、手术损伤和术后长期卧床有关。

四、主要护理措施

(一)休息和活动

全麻术后清醒或硬膜外麻醉平卧 6 小时后,血压、脉搏平稳者改为半卧位,以降低腹壁张力,减轻切口疼痛,有利于呼吸和引流,并可预防膈下脓肿形成。鼓励患者术后早期在床上翻身、活动肢体,待麻醉反应消失后即下床活动,以促进肠蠕动恢复,减少肠粘连发生。

(二)饮食

肠蠕动恢复前暂禁食,予以静脉补液。肛门排气后,逐步恢复经口进食。开始勿进食过多甜食和牛奶,以免引起腹胀,逐渐恢复正常饮食。

(三)用药护理

遵医嘱及时应用有效抗生素,控制感染,防止并发症的发生。

(四)术后并发症的观察和护理

1.切口感染

阑尾切除术后最常见的并发症为切口感染,多见于化脓性或穿孔性阑尾炎。表现为术后 2~3 天体温升高,切口局部胀痛或跳痛、红肿、压痛,甚至出现波动等。感染伤口先行试穿刺抽出脓液,或在波动处拆除缝线敞开引流,排出脓液,定期换药。

2.腹腔感染或脓肿

常发生在化脓性或坏疽性阑尾炎术后,特别是阑尾穿孔并发阑尾炎的患者。常发生于术后 5~7 天,表现为体温升高或下降后又升高,并有腹痛、腹胀、腹肌紧张、腹部压痛、腹部包块及直肠膀胱刺激症状等,全身中毒症状加剧。其护理同急性腹膜炎患者的护理。

3.出血

常发生在术后 24~48 小时内。表现为腹痛、腹胀、出血性休克。一旦发现出血征象,需立即输血补液,纠正休克,再次急诊手术止血。

4.粘连性肠梗阻

粘连性肠梗阻也是阑尾切除术后较常见的并发症。不完全梗阻者行胃肠减压,完全性肠梗阻者则应手术治疗。

(五)健康教育

1.经非手术治疗痊愈的患者

应合理饮食,增加食物中纤维素含量,避免饮食不洁和餐后剧烈运动,注意劳逸结合,适当锻炼身体,增强体质,提高机体抵抗力,遵医嘱继续服药,以免疾病复发。

2.经手术治疗的患者

出院后注意适当休息,逐渐增加活动量,3 个月内不宜参加重体力劳动或过量活动。

3.出院后自我监测

如果出现腹痛、腹胀、高热及伤口红、肿、热、痛等不适,应及时就诊。阑尾周围脓肿未切除阑尾者,出院时告知患者3个月后再行阑尾切除术。

五、护理效果评估

(1)患者自述疼痛减轻或缓解,舒适感增加。

(2)患者未发生并发症,或并发症得到及时发现和处理。

第六章

骨外科护理

第一节 锁骨骨折

锁骨骨折是常见的骨折之一,占全身骨折的 6% 左右,多见于青少年及儿童。

一、病因及分类

锁骨骨折好发于中 1/3 处,多由间接暴力引起,如跌倒时手掌及肘部着地,传导暴力冲击锁骨发生骨折,多为横行骨折或短斜行骨折。直接暴力亦可以从前方或上方作用于锁骨发生横断性或粉碎性骨折,幼儿多为青枝骨折。

完全性骨折后,近骨折段因受胸锁乳突肌的牵拉而向上、向后移位。远折段因肢体重量作用向下移位,又因胸大肌、胸小肌、斜方肌、背阔肌的作用向前、向内移位而致断端重叠。

二、临床表现及诊断

有外伤史,伤后肩锁部疼痛,肩关节活动受限。因锁骨全长位于皮下,骨折后局部有明显肿胀、畸形、压痛,触诊可摸到移位的骨折端。其典型体征是痛苦表情、头偏向患侧使胸锁乳突肌松弛而减轻疼痛,同时,健侧手支托患肢肘部以减轻因上肢重量牵拉所引起的疼痛。

婴幼儿不能诉说外伤经过和疼痛部位,多为青枝骨折。当局部畸形及肿胀不明显、但活动患肢及压迫锁骨患儿啼哭叫痛时,应考虑有锁骨骨折的可能,必要时拍摄锁骨正位 X 线片以协助诊断。

诊断骨折的同时,还应检查有无锁骨下动、静脉以及臂丛神经的损伤,是否合并有气胸。

三、治疗

（一）幼儿青枝骨折

可仅用三角巾悬吊 3 周。

（二）有移位的锁骨骨折

可行手法复位后以"8"字形绷带固定 4 周。复位时，患者取坐位，双手叉腰，挺胸，双肩后伸以使两骨折端接近，术者此时可进行复位。然后，在双侧腋窝用棉垫保护后以宽绷带做 X 形固定双肩，经固定后要密切观察有无血管、神经压迫症状，卧床时应取仰卧位，在肩胛区垫枕使两肩后伸。

（三）切开复位内固定

对开放性骨折或合并血管神经损伤者可行内固定。血管损伤者以及不愈合的病例，可行切开复位克氏针内固定。

锁骨骨折绝大多数皆可采用非手术治疗，虽然多数骨折患者复位并不理想，但一般都可达到骨折愈合。畸形愈合并不影响功能，儿童锁骨骨折日久后，甚至外观可不残留畸形，因此，不必要为追求解剖复位而反复复位及行手术治疗。

四、护理问题

（一）有体液不足的危险

与创伤后出血有关。

（二）疼痛

与损伤、牵引有关。

（三）有周围组织灌注异常的危险

与神经血管损伤有关。

（四）有感染的危险

与损伤有关。

（五）躯体移动障碍

与骨折脱位、制动、固定有关。

（六）潜在并发症

脂肪栓塞综合征、骨筋膜室综合征、关节僵硬等。

(七)知识缺乏

缺乏康复锻炼知识。

(八)焦虑

与担忧骨折预后有关。

五、护理目标

(1)患者生命体征稳定。

(2)患者疼痛缓解或减轻,舒适感增加。

(3)能维持有效的组织灌注。

(4)未发生感染或感染得到控制。

(5)保证骨折固定效果,患者在允许的限度内保持最大的活动量。

(6)预防并发症的发生或及早发现、及时处理。

(7)患者了解功能锻炼知识。

(8)患者焦虑程度减轻。

六、护理措施

(一)非手术治疗及术前护理

1.心理护理

青少年及儿童锁骨骨折后,因担心肩部、胸部畸形及影响发育和美观,常会产生焦虑、烦躁心理。应告知其锁骨骨折只要不伴有锁骨下神经、血管损伤,即使是在叠位愈合,也不会影响患侧上肢的功能,局部畸形会随着时间的推移而减轻甚至消失,治疗效果较好,以消除患者的心理障碍。

2.饮食

给予高蛋白、高维生素、高钙及粗纤维的食物。

3.体位

局部固定后,宜睡硬板床,取半卧位或平卧位,避免侧卧位,以防外固定松动。平卧时不用枕头,可在两肩胛间垫上一个窄枕,使两肩后伸外展;在患侧胸壁侧方垫枕,以免悬吊的患肢肘部及上臂下坠。患者初期对去枕不习惯,有时甚至自行改变卧位,应向其讲清卧位治疗的意义,使其接受并积极配合。告诉患者日间活动不要过多,尽量卧床休息,离床活动时用三角巾或前臂吊带将患肢悬吊于胸前,双手叉腰,保持挺胸、提肩姿势,可缓解对腋下神经、血管的压迫。

4.病情观察

观察上肢皮肤颜色是否发白或青紫,温度是否降低,感觉是否麻木。如有上述现象,可能为"8"字绷带包扎过紧所致。应指导患者双手叉腰,尽量使双肩外展后伸,如症状仍不缓解,应报告医师适当调整绷带,直至症状消失。"8"字绷带包扎时禁忌做肩关节前屈、内收动作,以免腋部血管及神经受压。

5.功能锻炼

(1)早、中期:骨折急性损伤经处理后 2～3 天,损伤反应开始消退,肿胀和疼痛减轻,在无其他不宜活动的前提下,即可开始功能锻炼。

准备:仰卧于床上,两肩之间垫高,保持肩外展后伸位。

第 1 周,做伤肢近端与远端未被固定的关节所有轴位上的运动,如握拳、伸指、分指、屈伸、腕绕环、肘屈伸、前臂旋前、旋后等主动练习,幅度尽量大,逐渐增大力度。

第 2 周,增加肌肉的收缩练习,如捏小球、抗阻腕屈伸运动。

第 3 周,增加抗阻的肘屈伸与前臂旋前、旋后运动。

(2)晚期:骨折基本愈合,外固定物去除后进入此期。此期锻炼的目的是恢复肩关节的活动度,常用的方法有主动运动、被动运动、助力运动和关节主动牵伸运动。

第 1～2 天,患肢用三角巾或前臂吊带悬挂胸前,保持站立位,身体向患侧侧屈,做肩前后摆动;身体向患侧侧屈并略向前倾,做肩内外摆动。应努力增大外展与后伸的运动幅度。

第 3～7 天,开始做肩关节各方向和各轴位的主动运动、助力运动和肩带肌的抗阻练习,如双手握体操棒或小哑铃,左右上肢互助做肩的前上举、侧后举和体后上举,每个动作 5～20 次。

第 2 周,增加肩外展和后伸主动牵伸:双手持棒上举,将棍棒放颈后,使肩外展、外旋,避免做大幅度和用大力的肩内收与前屈练习。

第 3 周,增加肩前屈主动牵伸、肩内外旋牵伸:双手持棒体后下垂将棍棒向上提,使肩内旋。

以上练习的幅度和运动量以不引起疼痛为宜。

(二)术后护理

1.体位

患侧上肢用前臂吊带或三角巾悬吊于胸前,卧位时去枕,在肩胛区垫枕使两肩后伸,同时在患侧胸壁侧方垫枕,防止患侧上肢下坠,保持上臂及肘部与胸部处于平行位。

2.症状护理

(1)疼痛:疼痛影响睡眠时,适当给予止痛、镇静剂。

(2)伤口:观察伤口有无渗血、渗液的情况。

3.一般护理

协助患者洗漱、进食及排泄等,指导并鼓励患者做些力所能及的自理活动。

4.功能锻炼

在术后固定期间,应主动进行手指握拳、腕关节屈伸、肘关节屈伸及肩关节外展、外旋和后伸运动,不宜做肩前屈、内收的动作。

七、健康指导

(一)休息

早期卧床休息为主,可间断下床活动。

(二)饮食

多食高蛋白、高维生素、含钙丰富、刺激性小的食物。

(三)固定

保持患侧肩部及上肢于有效固定位,并维持3周。

(四)功能锻炼

外固定的患者需保持正确的体位,以维持有效固定,并进行早、中期的锻炼,避免肩前屈、内收动作。解除外固定后则加强锻炼,着重练习肩的前屈、肩旋转活动,如两臂做划船动作。值得注意的是应防止两种倾向:①放任自流,不进行锻炼;②过于急躁,活动幅度过大,力量过猛,造成软组织损伤。

(五)复查时间及指征

术后1个月、3个月、6个月需进行X线片复查,了解骨折愈合情况。有内固定者,于骨折完全愈合后取出。对于手法复位外固定患者,如出现下列情况须随时复查:骨折处疼痛加剧,患肢麻木,手指颜色改变,温度低于或高于正常等。

第二节　肱骨干骨折

肱骨干骨折指肱骨髁上与胸大肌止点之间的骨折。

一、解剖概要

肱骨干中段后外侧有桡神经沟,桡神经在其内侧紧贴。当肱骨中、下 1/3 交界处骨折时,易合并桡神经损伤。上臂有多个肌肉附着点,故不同平面骨折所致的骨折移位也不同。

二、病因及移位

(1)直接暴力多致中、上 1/3 骨折,多为横行或粉碎性骨折。

(2)传导暴力多见于中、下 1/3 段骨折,多为斜行或螺旋形骨折。

(3)旋转暴力多可引起肱骨中、下 1/3 交界处骨折,所引起的肱骨骨折多为典型螺旋形骨折。

如骨折平面在三角肌止点上者,近折端受胸大肌、大圆肌、背阔肌牵拉向内移位,远折端因三角肌、肱二头肌、肱三头肌做外上移位。如骨折平面在三角肌止点以下,近折端受三角肌和喙肱肌牵拉向外前移位,远折端受肱二头肌、肱三头肌作用向上重叠移位。

三、临床表现及诊断

此种骨折均有明显的外伤史。若有局部肿胀、压痛、畸形、反常活动及骨擦音,均可诊断骨折。X 线检查可确诊骨明确骨折部位、类型及移位情况,以供治疗参考。如合并神经损伤者,可出现典型垂腕、伸拇及伸掌指关节功能丧失以及手背桡侧皮肤有大小不等的感觉麻木区。

四、治疗

肱骨被丰厚的肌肉包绕,轻度的成角短缩畸形在外观不明显,对功能也无影响。因此无须为追求良好的复位而滥用手术治疗。

(一)对横断、斜行或粉碎性骨折

可于复位后用夹板或石膏练习肩关节活动时应弯腰 90°,做钟摆样活动。因为直立位练习易引起骨折部位成角畸形。

(二)对螺旋形或长斜行骨折

可采用小夹板固定,亦可采用悬垂石膏固定,通过石膏重量牵引使骨折复位,但患者不能平卧,睡觉时需取半卧位。

(三)对肱骨开放性骨折

断端嵌入软组织或手法复位失败的闭合骨折,同一肢体多发骨折或合并神经、血管损伤需手术探查者,可行切开复位内固定。

闭合性肱骨干骨折合并桡神经损伤时,一般采用非手术方法治疗。观察2～3个月后,若桡神经仍无神经功能恢复的表现,可再行手术探查。在观察期间将腕关节置于功能位,多做伤侧手指伸直活动以防手指畸形或僵硬。

五、护理问题

(一)有体液不足的危险

与创伤后出血有关。

(二)疼痛

与损伤、牵引有关。

(三)有周围组织灌注异常的危险

与神经、血管损伤有关。

(四)有感染的危险

与损伤有关。

(五)躯体移动障碍

与骨折脱位、制动、固定有关。

(六)潜在并发症

脂肪栓塞综合征、骨筋膜室综合征、关节僵硬等。

(七)知识缺乏

缺乏康复锻炼的知识。

(八)焦虑

与担忧骨折预后有关。

六、护理目标

(1)患者生命体征稳定。

（2）患者疼痛缓解或减轻,舒适感增加。

（3）能维持有效的组织灌注。

（4）未发生感染或感染得到控制。

（5）保证骨折固定效果,患者在允许的限度内保持最大的活动量。

（6）预防并发症的发生或及早发现、及时处理。

（7）患者了解功能锻炼的知识。

（8）患者焦虑程度减轻。

七、护理措施

(一)手术治疗及术前护理

1.心理护理

肱骨干骨折,特别是伴有桡神经损伤时,患肢伸腕、伸指功能障碍,皮肤感觉减退,患者心理压力大,易产生悲观情绪。应向患者介绍神经损伤修复的特殊性,告知患者骨折端将按 1 mm/d 的速度由近端向远端生长,治疗周期长,短期内症状改善不明显,使患者有充分的思想准备。关注患者感觉和运动恢复的微小变化,并以此激励患者,使其看到希望。

2.饮食

给予高蛋白、高热量、高维生素、含钙丰富的食物,以利于骨折愈合。

3.体位

U 形石膏托固定时可平卧,患侧肢体以枕垫起,保持复位的骨折不移动。悬垂石膏固定 2 周内只能取坐位或半卧位,以维持其下垂牵引作用。但下垂位或过度牵引,易引起骨折端分离,特别是中、下 1/3 处横行骨折,其远折端血供差,可致骨折延迟愈合或不愈合,需予以注意。

4.皮肤护理

桡神经损伤后,引起支配区域皮肤的营养改变,使皮肤萎缩干燥,弹性下降,容易受伤,而且损伤后伤口易形成溃疡。预防要做到如下几点:①每天用温水擦洗患肢,保持清洁,促进血液循环;②定时变换体位,避免皮肤受压引起压疮;③禁用热水袋,防止烫伤。

5.观察病情

（1）夹板或石膏固定者,观察伤口及患肢的血运情况,如出现患肢青紫、肿胀、剧痛等,应立即报告医师处理。

（2）伴有桡神经损伤者,应观察其感觉和运动功能恢复情况。通过检查汗腺功能,可了解自主神经恢复情况。

(3)如骨折后远端皮肤苍白、皮温低且摸不到动脉搏动,在排除夹板、石膏固定过紧的因素外,应考虑有肱动脉损伤的可能;如前臂肿胀严重,皮肤发绀、湿冷,则可能有肱静脉损伤。出现上述情况应及时报告医师处理。

6.早、中期功能锻炼

骨折固定后立即进行上臂肌肉的早期舒缩活动,可加强两骨折端在纵轴上的压力,以利于愈合。做握拳、腕屈伸及主动耸肩等动作每天 3 次,并根据骨折的部位,选择相应的锻炼方法。

(1)肱骨干上 1/3 段骨折,骨折远端向外上移位。①第 8 天站立位,上身向健侧侧屈并前倾 30°,患肢在三角巾或前臂吊带支持下,自由下垂 10～20 秒,做5～10 次。②第 15 天增加肩前后摆动 8～20 次,做伸肘的静力性收缩练习 5～10 次,做抗阻肌力练习,指屈伸、握拳和腕屈伸练习,前臂旋前、旋后运动。③第22 天增加身体上身向患侧侧屈,患肢在三角巾或吊带支持下左右摆动 8～20 次。

(2)肱骨干中 1/3 段骨折,骨折远端向上、向内移位。①第 8 天站立位上身向患侧侧屈并前倾约 30°,患肢在三角巾或吊带支持下,自由下垂 10～20 秒,做5～10 次。②第 15 天增加肩前后摆动练习,做屈伸肘的静力性收缩练习 5～10 次。伴有桡神经损伤者,用弹性牵引装置固定腕关节功能位,用橡皮筋将掌指关节牵拉,进行手指的主动屈曲运动。在健肢的帮助下进行肩、肘关节的运动,健手握住患侧腕部,使患肢向前伸展,再屈肘后伸上臂。

(3)肱骨干下 1/3 段身骨折此型骨折易造成骨折不愈合,更应重视早期锻炼。①第 3 天患肢三角巾胸前悬吊位,上身向患侧侧屈并前倾约 30°做患肢前后、左右摆动各 8～20 次。②第 15 天增加旋转肩关节运动,即身体向患侧倾斜,屈肘 90°,使上臂与地面垂直,以健手握患侧腕部,做画圆圈动作。双臂上举运动,即两手置于胸前,十指相扣,屈肘 45°,用健肢带动患肢,先使肘屈曲 120％双上臂同时上举,再缓慢放回原处。

7.晚期功能锻炼

去除固定后第 1 周可进行肩摆动练习,站立位上身向患侧侧屈并略前倾,患肢做前后、左右摆动,垂直轴做绕环运动;第 2 周用体操棒协助进行肩屈、伸、内收、外展、内旋、外旋练习,并做手爬墙练习,用拉橡皮带做肩屈、伸、内收、外展及肘屈等练习,以充分恢复肩带肌力。

(二)术后护理

1.体位

内固定术后,使用外展架固定者,以半卧位为宜。平卧位时,可于患肢下垫一软枕,使之与身体平行,并减轻肿胀。

2.疼痛的护理

(1)找出引起疼痛的原因:手术切口疼痛在术后3天内较剧烈,以后逐日递减。组织缺血引起的疼痛表现为剧烈疼痛且呈进行性,说明肢体远端有缺血体征。手术3天后,如疼痛呈进行性加重或呈搏动性疼痛,伴皮肤红、肿、热、伤口有脓液渗出或有臭味,则多为继发感染引起。

(2)手术切口疼痛可用镇痛药;缺血性疼痛须及时解除压迫,松解外固定物;如发生骨筋膜室综合征须及时切开减压;发现感染时报告医师处理伤口,并应用有效抗生素。

(3)移动患者时,对损伤部位要重点托扶保护,缓慢移至舒适体位,以免引起或加重疼痛。

3.预防血管痉挛

行神经修复和血管重建术后,可能出现血管痉挛。①避免一切不良刺激:严格卧床休息,石膏固定患肢2周;患肢保暖,保持室温25℃左右。不在患肢测量血压、镇痛,禁止吸烟与饮酒。②1周内应用扩血管、抗凝药,保持血管的扩张状态。③密切观察患肢血液循环的变化:检查皮肤颜色、温度,毛细血管回流反应、肿胀或干瘪,伤口渗血等。

4.功能锻炼

详见术前护理相关内容。

八、健康指导

(一)饮食

多食高蛋白、高维生素、含钙丰富的食物。

(二)体位

对桡神经损伤后行外固定者,应确保外固定的稳定,以保持神经断端于松弛状态有利于恢复。

(三)药物

对伴有神经损伤者,遵医嘱口服营养神经药物。

(四)进行功能锻炼

防止肩、肘关节僵硬或强直而影响患肢功能。骨折 4 周内,严禁做上臂旋转活动。

(五)复查指征及时间

U 形石膏固定的患者,在肿胀消退后,石膏固定会松动,应复诊;悬吊石膏固定 2 周后,更换长臂石膏托,继续维持固定 6 周左右。伴桡神经损伤者,定期复查肌电图,了解神经功能的恢复情况。

第三节　股骨干骨折

股骨干骨折多发生于青壮年,一般多由于外界强大直接的暴力所致。

一、临床表现及诊断

股骨干骨折可分为上 1/3 骨折、中 1/3 骨折、下 1/3 骨折。上 1/3 骨折后,近端受髂腰肌、臀中肌、臀小肌及其他外旋肌群的牵引而有屈曲、外旋、外展移位,远端因受内收肌群牵拉而向上、向内移位,造成成角短缩畸形。中 1/3 骨折常随暴力作用方向而变化。下 1/3 骨折因远端受腓肠肌牵拉而向后倾斜,可压迫或刺激腘窝部的神经血管。患者有外伤史,患肢有剧烈疼痛、肿胀、缩短、畸形,完全骨折时出现骨擦音、假关节活动。X 线片可显示骨折类型。

二、治疗

大多数人可用非手术疗法,应注意防止失血性或创伤性休克。

(一)非手术法

产伤引起者,可将伤肢用绷带固定于胸部或做垂直悬吊牵引 2 周。3 岁以内儿童一般采用垂直悬吊牵引 3~4 周。对成人股骨干骨折,可用固定持续牵引或平衡持续牵引治疗,一般牵引 8~10 周,牵引期间应加强大腿肌肉特别是股四头肌的锻炼。

(二)手术治疗

股骨干上、中 1/3 横骨折,髓内钉内固定已取代钢板内固定成为首选。但应严格掌握手术指征,现多主张采用闭合插针。开放伤口、污染严重和软组织损伤严重的情况下,多采用外固定架固定。手术指征参考如下。

(1)非手术治疗失败。

(2)伴多发性损伤者或多发骨折者。

(3)骨折不愈合或畸形愈合,影响功能者。

(4)伴股部血管、神经损伤者。

(5)老年患者不宜长久卧床者。

三、护理问题

(一)有体液不足的危险

与创伤后出血有关。

(二)疼痛

与损伤、牵引有关。

(三)有周围组织灌注异常的危险

与神经、血管损伤有关。

(四)有感染的危险

与损伤有关。

(五)躯体移动障碍

与骨折脱位、制动、固定有关。

(六)潜在并发症

脂肪栓塞综合征、骨筋膜室综合征、关节僵硬等。

(七)知识缺乏

缺乏康复锻炼的知识。

(八)焦虑

与担忧骨折预后有关。

四、护理目标

(1)患者生命体征稳定。

(2)患者疼痛缓解或减轻,舒适感增加。

(3)能维持有效的组织灌注。

(4)未发生感染或感染得到控制。

(5)保证骨折固定效果,患者在允许的限度内保持最大的活动量。

(6)预防并发症的发生或及早发现、及时处理。

(7)患者了解功能锻炼的知识。

(8)患者焦虑程度减轻。

五、护理措施

(一)非手术治疗及术前护理

1.心理护理

由于股骨干骨折多由强大的暴力所致,骨折时常伴有严重的软组织损伤,大量出血、内脏损伤、颅脑损伤等可危及生命安全,患者多恐惧不安。应稳定患者的情绪,配合医师采取有效的抢救措施。

2.饮食

高蛋白、高钙、高维生素饮食,需急诊手术者则禁食。

3.体位

抬高患肢。

4.保持牵引有效效能

不能随意增减牵引重量,以免导致过度牵引或达不到牵引效果。小儿悬吊牵引时,牵引重量以能使臀部稍稍悬离床面为宜,且应适当约束躯干,防止牵引装置滑脱至膝下而压迫腓总神经。在牵引过程中,要定时测量肢体长度和进行床旁 X 线检查,了解牵引重量是否合适。

5.病情观察

(1)全身情况:包括神志、瞳孔、脉搏、呼吸、腹部情况以及失血征象。创伤初期应警惕颅脑损伤、内脏损伤及休克发生。

(2)肢体情况:观察患肢末梢血液循环、感觉和运动情况,尤其对于股骨下1/3骨折的患者,应注意有无刺伤或压迫腘动脉、静脉和神经征象。

6.指导、督促患者进行功能锻炼

(1)伤后 1~2 周内应练习患肢股四头肌等长收缩;同时被动活动髌骨(左右推动髌骨);还应练习踝关节和足部其他小关节,乃至全身其他关节活动。

(2)第 3 周健足踩床,双手撑床或吊架抬臀练习髋、膝关节活动,防止股间肌和膝关节粘连。

（二）术后护理

1.饮食

鼓励进食促进骨折愈合的食物,如排骨汤、牛奶、鸡蛋等。

2.体位

抬高患肢。

3.病情观察

监测生命体征、患肢及伤口局部情况。

4.功能锻炼

方法参见术前。

六、健康指导

（一）体位

股骨中段以上骨折患者下床活动时,应始终保持患肢的外展位,以免因负重和内收肌的作用而发生继发性向外成角突起畸形。

（二）扶拐锻炼

由于股骨干骨折后的愈合及重塑时间延长,因此,需较长时间扶拐锻炼。扶拐方法的正确与否与发生继发性畸形、再损伤甚至臂丛神经损伤等有密切关系。因此,应教会患者正确使用双拐。

拐杖是辅助步行的一种工具,常用的有前臂拐和腋拐。前臂拐轻便,使用方便,拐的把手位置可依患者上肢长短调节;腋拐靠腋下支撑,应用普遍。用拐注意事项:①拐杖下端必须安装橡皮头,以免拐杖压在地上滑动而致不稳;拐杖上端的横梁上须垫软垫,以免使用时压迫腋下软组织。②腋拐高度以患者直立时,拐从腋窝到地面并向身体两侧分开,橡皮头距足 20 cm 为宜。过高,行走时拐杖将撑至腋下,引起疼痛不适,甚至难以行走;过低,则可发生驼背,感到疲劳。③单拐与双拐的选择与使用:腋拐可用单拐也可用双拐。单拐适用于因手术后恢复期、患肢不能完全负重,而需借助单拐来增加健侧对整个身体重量的支撑,大部分置于健侧。当一侧下肢完全不能负重时,必须使用双拐,这样可增加行走时的平衡,且省力。双腋拐使用方法:先将两拐同时稳放在两腿前方,然后提起健肢移到两拐的前方,再将两拐同时向前方移到健肢前方,如此反复,保持两拐及一侧健肢形成一个等边三角形。④防跌倒:患者初次下地时,应有护理人员在旁扶助,并及时给予帮助与鼓励,指导用拐,防止患者因不习惯而失去重心而跌倒及出现情绪低落。初次下地时间不可过长,以后方可逐渐延长下地时间。

(三)复查

2~3 个月后行 X 线片复查。若骨折已骨性愈合,可酌情使用单拐而后弃拐行走。

第四节 骨盆骨折

一、分类

(一)稳定型骨折

(1)骨盆环前侧耻骨支或坐骨支骨折。

(2)撕脱骨折:髂前上棘、髂前下棘、坐骨结节处肌肉强力收缩,发生撕脱骨折。

(3)髂骨翼裂隙骨折。

(二)不稳定型骨折

(1)骶髂关节脱位。

(2)骶髂关节韧带损伤。

(3)髂骨翼后部直线骨折。

(4)骶孔直线骨折。

(三)骶骨骨折

见前述。

二、诊断

有明确外伤史,局部肿胀、疼痛,可有皮下瘀斑,骨盆挤压分离试验阳性。骶髂关节脱位时,双侧髂后上棘不对称。

骨盆正位 X 线检查是首选,可对 90% 的病例做出准确诊断。必要时可行骨盆斜位 X 线片。CT 检查是金标准,但不是急诊评估的方法,可在患者情况稳定后进行。

此外,还需对骨折并发症,如休克、直肠肛管损伤等做出诊断。

三、治疗

骨盆骨折治疗原则是首先救治危及生命的内脏损伤及出血性休克等并发症,其次才是骨盆骨折本身的治疗。

(一)骨盆骨折并发症的治疗

1.出血性休克

一般应输血治疗,快速输血一定量后血压仍不能维持者,可先结扎髂内动脉,同时继续输血。此时仍不能稳定血压者,再找出血处止血,也可行血管造影和血管栓塞。

2.膀胱破裂及尿道损伤

膀胱破裂应手术治疗。尿道部分撕裂者可保留导尿管,然后定期扩张尿道,可防止尿道狭窄。

3.神经损伤

先保守治疗,无效者需手术探查。

4.直肠肛管损伤

可给予彻底清创,缝合修补,局部引流,合理使用抗生素。

5.女性骨盆骨折合并生殖道损伤

应及时修补破裂的阴道。

(二)骨盆骨折本身的治疗

1.稳定型骨折

一般不需整复,可卧床休息、止痛治疗。

2.不稳定型骨折

可行手法复位或牵引复位,持续牵引外固定法。牵引重量要大,以占体重的 $1/7\sim1/5$ 为宜,6 个月之内不应减重,牵引应不少于 8 周。对于耻骨联合不稳定,髂骨翼、骶髂关节不稳定,经骶骨的不稳定也可考虑行内固定治疗。

四、护理问题

(一)体液不足

与骨盆骨折失血过多有关。

(二)疼痛

与骨盆骨折有关。

（三）躯体移动障碍

与神经肌肉损伤、骨盆悬吊牵引有关。

（四）有皮肤完整性受损的危险

与长期卧床、局部皮肤受压有关。

（五）有感染的危险

与长期卧床有关。

（六）潜在并发症

腹膜后血肿、膀胱及尿道损伤、直肠损伤、神经损伤等。

（七）尿潴留

与骨盆骨折有关。

（八）知识缺乏

缺乏康复功能锻炼的知识。

五、护理目标

(1)患者的生命体征稳定。

(2)患者疼痛缓解或舒适感增加。

(3)患者能最大限度地生活自理。

(4)患者皮肤完整无破损。

(5)患者未发生感染。

(6)并发症得到预防或早期发现、及时处理。

(7)患者恢复正常的排尿功能。

(8)患者获得康复锻炼的知识。

六、护理措施

（一）非手术治疗及术前护理

1.急救

患者入院后迅速建立有效的静脉通道,必要时两个或多个通道,且输液通道应建立在上肢或颈部,而不宜在下肢,以免液体不能有效地进入血液循环。

2.心理护理

骨盆骨折多由较强大的暴力所致,常常引起严重的并发症,如休克、尿道、膀胱及直肠等损伤。患者伤势较重,易产生恐惧心理。应给予心理支持,并以娴熟的抢救技术控制病情发展,减少患者的恐惧。

3.饮食

宜进食高蛋白、高维生素、高钙、高铁、粗纤维及果胶成分丰富的食物,以补充失血过多导致的营养失调。食物应易消化,且根据受伤程度决定膳食种类,若合并有直肠损伤,则应酌情禁食。

4.卧位

不影响骨盆环完整的骨折,可取仰卧与侧卧交替,侧卧时健侧在下,严禁坐立,伤后1周可取半卧位;影响骨盆环完整的骨折,伤后应平卧硬板床,且应减少搬动,必须搬动时则由多人平托,以免引起疼痛、增加出血。尽量使用智能按摩床垫,既可减少翻身次数,又能预防压疮,但床垫充气要足,以不影响骨折稳定为原则。

5.症状护理

(1)压疮:维持骨盆兜带悬吊有效牵引,牵引量以臀部抬高床面5 cm为宜。在骨盆两侧的兜带内置衬垫,以预防压疮。

(2)便秘:鼓励患者多饮水,多食含粗纤维丰富的蔬菜。经常按摩腹部,促进肠蠕动,必要时服用缓泻剂,利于排便。术前日必须排出肠道内淤积的大便,以利手术操作,减轻术后腹胀。

6.病情观察与处理

(1)全身情况:包括生命体征、意识和精神状态、尿量、皮肤黏膜、甲床毛细血管回流时间、皮肤弹性等,必要时检测中心静脉压、血红蛋白、红细胞计数及血细胞比容等各项指标,以确定是否有休克及休克程度。导致血容量不足乃至休克的相关因素主要有:骨盆各骨主要为松质骨,骨折后本身出血较多;其邻近有较丰富的动脉及静脉丛,加之静脉丛多无静脉瓣阻挡回流,骨折后可引起广泛出血。出血量若达1 000 mL以上,则可能合并有腹腔脏器损伤出血;如合并髂内、髂外动脉或股动脉损伤,可引起盆腔内更严重的出血,甚至因失血过多而死亡。处理:迅速高流量给氧;快速补液输血;保暖:提高室温或用棉被和毛毯,忌用热水袋,以免增加微循环耗氧。

(2)腹部情况:观察有无腹痛、腹胀、呕吐、肠鸣音和腹膜刺激征,并定时测量腹围,以判断是否合并有腹膜后血肿、腹腔脏器损伤及膀胱损伤。由于骨折出血沿腹膜后疏松结缔组织间隙蔓延到肾区或膈下,形成腹膜后血肿,不仅可造成失血性休克,还可引起麻痹性肠梗阻;严重创伤时可合并腹腔脏器损伤,出现腹腔内出血,表现为腹痛、腹肌紧张,腹腔穿刺抽出不凝血;膀胱充盈时易受直接打击或被骨折刺伤而致膀胱破裂,表现为腹痛明显,并有明显的腹肌紧张、压痛、反跳痛,腹腔可抽出血性尿液。处理:按损伤部位做相应的专科处理。

(3)排尿情况:有无血尿、尿道口滴血、排尿困难或无尿,以判断膀胱、尿道损伤程度。护理:尿道不完全撕裂时,留置导尿管2周并妥善固定;对于行膀胱造口的患者,需保持引流管通畅,防止扭曲或折叠。造口管一般留置1~2周,拔管前先夹管,观察能否自行排尿,如排尿困难或切口处有漏尿则延期拔管。

(4)肛门情况:有无疼痛、触痛、出血,必要时做肛门指诊,以确定直肠损伤的程度。护理:严格禁食,并遵医嘱应用抗生素预防感染。若行结肠造口术,保持造口周围皮肤清洁干燥,观察有无局部感染征象。

(5)神经损伤情况:有无会阴区、下肢麻木及运动障碍,以判断有无腰骶和坐骨神经损伤。护理:及早鼓励并指导患者做肌肉锻炼,定时按摩、理疗,促进局部血液循环,防止失用性肌萎缩;对有足下垂者穿"丁"字鞋或应用衬垫支撑,保持踝关节功能位,防止跟腱挛缩畸形。

7.功能锻炼

(1)未影响骨盆环完整的骨折:早期可在床上做上肢伸展运动及下肢肌肉收缩活动;1周后可进行半卧位及坐立练习,同时做髋关节、膝关节的伸屈运动;4~6周后下床站立并缓慢行走,并逐日加大活动量,然后再练习正常行走及下蹲。

(2)影响骨盆环完整的骨折:伤后无并发症者卧硬板床,同时进行上肢锻炼;2周后开始练习半卧位,并进行下肢肌肉收缩的锻炼,以保持肌力,预防关节僵硬;3周后在床上进行髋关节、膝关节的锻炼,由被动锻炼逐渐过渡到主动锻炼;6~8周后拆除牵引固定,扶拐行走;12周后逐渐弃拐行走。

8.术前准备

备足够的血,会阴区备皮、导尿、清洁灌肠等。

(二)术后护理

1.心理护理

因术后卧床时间长,易产生厌烦情绪,应多开导,并取得家属的支持,共同为患者制订比较周密的康复计划并督促实施,适时鼓励,提高患者治疗的积极性。

2.饮食

多吃含粗纤维较多的蔬菜及果胶成分丰富的水果。

3.体位

尽量减少大幅度搬动患者,防止内固定断裂、脱落。术后置于智能按摩气垫上,或给予骶尾部垫水垫,每 2～3 小时更换 1 次,平卧和健侧卧交替换位,以预防压疮。

4.伤口

观察切口处渗血情况,保持引流瓶适当的负压,以便及时引流出伤口的积血,防止伤口感染。

5.功能锻炼

7～10 周下床运动,并逐步加强患肢的功能锻炼。

七、健康指导

(1)合理安排饮食,补足营养,提高体质,促进骨折愈合。

(2)按康复计划进行功能锻炼。

(3)出院后 1 个月、3 个月复查,检查内固定有无移位及骨折愈合等情况。

参考文献

[1] 吴小玲.临床护理基础及专科护理[M].长春:吉林科学技术出版社,2019.

[2] 魏晓莉.医学护理技术与护理常规[M].长春:吉林科学技术出版社,2019.

[3] 刘海霞.外科护理[M].北京:科学出版社,2019.

[4] 张鸿敏.现代临床护理实践[M].长春:吉林科学技术出版社,2019.

[5] 程萃华,张卫军,王忆春.临床护理基础与实践[M].长春:吉林科学技术出版社,2019.

[6] 孙小晶.护理技术操作规范[M].天津:天津科学技术出版社,2019.

[7] 黄雪冰.现代手术室护理技术与手术室管理[M].汕头:汕头大学出版社,2019.

[8] 郭莉.手术室护理实践指南[M].北京:人民卫生出版社,2019.

[9] 徐友岚.护理管理与临床实践[M].北京:科学技术文献出版社,2019.

[10] 艾翠翠.现代疾病护理要点[M].长春:吉林科学技术出版社,2019.

[11] 王绍利.临床护理新进展[M].长春:吉林科学技术出版社,2019.

[12] 尹秀玲.现代妇产科护理规范[M].天津:天津科学技术出版社,2019.

[13] 杨平.现代护理基础理论与实践[M].长春:吉林科学技术出版社,2019.

[14] 黄粉莲.新编实用临床护理技术[M].长春:吉林科学技术出版社,2019.

[15] 蒋红,顾妙娟,赵琦.临床实用护理技术操作规范[M].上海:上海科学技术出版社,2019.

[16] 周秉霞.实用护理技术规范[M].长春:吉林科学技术出版社,2019.

[17] 张文娟,牟宗双,李丽珍.现代临床护理研究[M].汕头:汕头大学出版社,2019.

[18] 李文锦.新编护理理论与临床实践[M].长春:吉林科学技术出版社,2019.

[19] 高静.临床护理技术[M].长春:吉林科学技术出版社,2019.

[20] 官洪莲.临床护理指南[M].长春:吉林科学技术出版社,2019.

[21] 王金红.现代临床护理思维[M].北京:科学技术文献出版社,2019.

[22] 覃静霞.现代临床护理新进展[M].长春:吉林科学技术出版社,2019.

[23] 崔萍.新编临床疾病规范化护理指南[M].长春:吉林科学技术出版社,2019.

[24] 周芬华,潘卫群.养老护理 医疗照护[M].上海:上海科学技术出版社,2019.

[25] 魏丽丽.清单式护理管理实践[M].北京:科学出版社,2019.

[26] 彭瑛.全科护理[M].昆明:云南科技出版社,2018.

[27] 刘丽娜.临床护理管理与操作[M].长春:吉林科学技术出版社,2019.

[28] 王翠霞.现代临床规范化护理[M].天津:天津科学技术出版社,2018.

[29] 朱凤英.临床规范化护理技术[M].天津:天津科学技术出版社,2018.

[30] 张纯英.现代临床护理及护理管理[M].长春:吉林科学技术出版社,2019.

[31] 郭秀兰.新编实用临床外科护理知识[M].长春:吉林科学技术出版社,2019.

[32] 栾燕.临床常见病护理实践[M].北京:科学技术文献出版社,2018.

[33] 单强,韩霞,李洪波,等.常见疾病诊治与护理实践[M].北京:科学技术文献出版社,2018.

[34] 殷美萍.实用临床护理思维实践[M].天津:天津科学技术出版社,2018.

[35] 吴欣娟,张晓静.实用临床护理操作手册[M].北京:中国协和医科大学出版社,2018.

[36] 石静静.浅谈护理工作中的人性化护理[J].医药卫生,2019,(5):137.

[37] 王慧.关于口腔护理[J].饮食保健,2019,6(14):203.

[38] 赵凤玲.脑出血患者的护理[J].饮食保健,2019,6(25):228.

[39] 王胜红,李秀梅.外伤出血的急救护理[J].养生保健指南,2019,(35):148.

[40] 霍向红,周迎春.情志护理联合常规护理在心力衰竭患者中的护理效果分析[J].系统医学,2019,4(10):149-151.